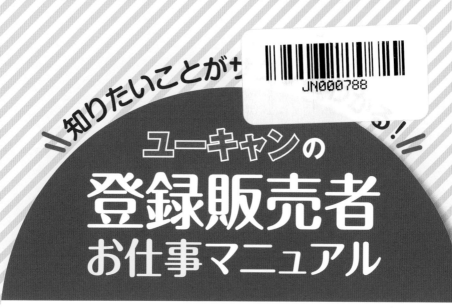

知りたいことがわかる！

ユーキャンの
登録販売者
お仕事マニュアル

生薬 と 処方 がわかる

漢方薬

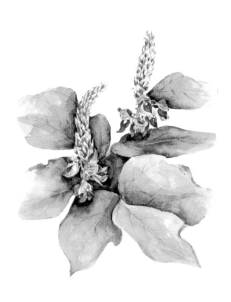

はじめに

　本書は『ユーキャンの登録販売者お仕事マニュアル』の新人編、OTC薬編に続く、シリーズ第3弾の「漢方薬編」です。

　ドラッグストアなどで、お客様のニーズを聞き、専門知識を活かして商品の特性や使い方などを説明し、適切な市販薬選びを支援する登録販売者。医療へのアクセスが多様化し、よく使われる処方薬がOTC薬としても発売されるなど、セルフメディケーションが推奨される昨今、登録販売者の役割はますます重要になっています。一方で、ドラッグストアで扱う商品は、店舗の大型化・ワンストップ化に伴い、薬品に限らず、洗剤などの日用品、食品、一部家電に至るまで多岐にわたる中、店舗のスタッフとして求められる商品知識の領域はさらに拡大し続けています。

　そのような、たくさんの商品に囲まれて忙しい日々を送っている現職の登録販売者の方々、また、これから登録販売者の資格を取得しようと学習を進めている方たちにとって、**使いやすい漢方薬の本**とはどういった形であるべきか…。本書は初めから終わりまで、スタッフ一同がこの問いに向き合い続けて企画し編んだ一冊です。ドラッグストアなどで、市販の漢方薬について的確にアドバイスし、お客様が安全に漢方薬にアクセスするのを助けるために**必要十分な情報がパッとみてわかるページ構成**をめざし

　　・厚生労働省の「(登録販売者)試験問題作成に関する手引き」でも注意喚起されている
　　甘草・麻黄・大黄の使用有無が一目でわかるマーク
　　・**適応の証(体質)**を示す信号式のマーク
　　・症状の有無などでたどれば**ぴったりの漢方薬にたどりつくチャート**
　　・**禁忌や副作用**の明示

など、使いやすくわかりやすい工夫をこらす一方で、漢方の世界の奥深さ、さらには生薬の原料である植物の美しさまでも感じてもらえるよう、

　　・漢方の歴史と基本的な考え方
　　・**生薬の原料である基原植物の植物画(描き下ろし)**
　　・各漢方処方薬にまつわるエピソード(漢方薬の蘊蓄)

など、時間のあるときに楽しめるコンテンツも豊富に収載しました。

　本書が、登録販売者として活躍している方々にはもちろん、登録販売者を志す方々、さらには、ドラッグストアで漢方薬を選んで試してみたいと思っている方たちのお役に立ち、漢方薬の安全かつ適切な利用の一助となれば幸いです。

2023年5月
ユーキャン登録販売者実務研究会

【目次】

はじめに ……………………… 3

目次 ……………………………… 4

この本の構成と使い方 ……………… 6

第1章 東洋医学と漢方の基本

1 漢方とは ………………………… 10

2 漢方の基本的な考え方 ………… 12

3 漢方の五臓 ……………………… 18

4 気・血・水の不調 ……………… 23

5 証について ……………………… 26

第2章 おもな生薬とその薬効

生薬とは………………………… 28

赤芽柏 / アロエ ……………… 30

延胡索 / 黄耆 ………………… 31

黄芩 / 黄柏 …………………… 32

桜皮 / 黄連 …………………… 33

遠志 / 葛根 …………………… 34

鹿子草 / 甘草 ………………… 35

桔梗 ……………………………… 36

杏仁 / 荊芥 …………………… 37

桂皮 / 香附子 ………………… 38

柴胡 / 細辛 …………………… 39

サフラン / 山査子 …………… 40

酸棗仁 / 地黄 ………………… 41

芍薬 / 車前草 ………………… 42

生姜 / 升麻 …………………… 43

地竜 / 辛夷 …………………… 44

沈香 / 真珠 …………………… 45

石蒜 ……………………………… 46

セネガ / 川芎 ………………… 47

蟾酥 / センナ ………………… 48

千振 / 蒼朮 …………………… 49

大黄 ……………………………… 50

丁子 / 釣藤鈎 ………………… 51

陳皮 / 当帰 …………………… 52

南天実 / 人参 ………………… 53

麦門冬 / 半夏 ………………… 54

白朮 / 茯苓 …………………… 55

附子 / 防已 …………………… 56

防風 / 牡丹皮 ………………… 57

牡蛎 / 薏苡仁 ………………… 58

麻黄 ……………………………… 59

竜脳 / 連翹 …………………… 60

鹿茸 ……………………………… 61

column 「甘草」「麻黄」「大黄」は
他の薬との併用に注意！ …… 62

第3章 症状別よく処方される漢方薬

1 感冒（かぜ）………………… 64

桂枝湯 …………………………… 68

葛根湯 …………………………… 69

麻黄湯 …………………………… 70

香蘇散 …………………………… 71

柴胡桂枝湯 ……………………… 72

小柴胡湯 ………………………… 73

2 鎮痛 …………………………… 74

呉茱萸湯 ………………………… 78

釣藤散 …………………………… 79

五苓散 …………………………… 80

桂枝加苓朮附湯 ………………… 81

薏苡仁湯 ………………………… 82

桂枝加朮附湯 …………………… 83

疎経活血湯 ……………………… 84

麻杏薏甘湯 ……………………… 85

当帰四逆加呉茱萸生姜湯 ……… 86

芍薬甘草湯 ……………………… 87

3 咳・のどの不調・鼻の不調…88

五虎湯 …………………………… 92

麻杏甘石湯 ……………………… 93

甘草湯 …………………………… 94

神秘湯 …………………………… 95

麦門冬湯 ………………………… 96

柴朴湯 …………………………… 97

桔梗湯 …………………………… 98

駆風解毒散（湯）………………… 99

響声破笛丸 ……………………… 100

白虎加人参湯 …………………… 101

小青竜湯 ………………………… 102

葛根湯加川芎辛夷 ……………… 103

荊芥連翹湯 ……… 104
辛夷清肺湯 ……… 105

4　胃腸の不調………… 106
安中散 ……… 110
平胃散 ……… 111
人参湯 ……… 112
六君子湯 ……… 113
桂枝加芍薬湯 ……… 114
麻子仁丸 ……… 115
大黄甘草湯 ……… 116
大黄牡丹皮湯 ……… 117

5　循環の不調………… 118
苓桂朮甘湯 ……… 120
七物降下湯 ……… 121
三黄瀉心湯 ……… 122

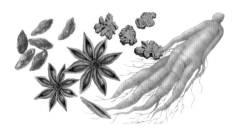

column　女性のからだは7の倍数の
年で変化する ……… 123

6　女性特有の不調………… 124
当帰芍薬散 ……… 128
四物湯 ……… 129
柴胡桂枝乾姜湯 ……… 130

桃核承気湯 ……… 131
黄連解毒湯 ……… 132
桂枝茯苓丸 ……… 133
加味逍遥散 ……… 134
温清飲 ……… 135
五積散 ……… 136
温経湯 ……… 137

7　心を穏やかにする薬…… 138
抑肝散 ……… 142
半夏厚朴湯 ……… 143
抑肝散加陳皮半夏 ……… 144
柴胡加竜骨牡蛎湯 ……… 145
桂枝加竜骨牡蛎湯 ……… 146
酸棗仁湯 ……… 147
加味帰脾湯 ……… 148
小建中湯 ……… 149

8　肥満症………… 150
防已黄耆湯 ……… 152
防風通聖散 ……… 153
大柴胡湯 ……… 154

column　ダイエットと漢方薬 ……… 155

9　痔・排尿トラブル……… 156
乙字湯 ……… 160
芎帰膠艾湯 ……… 161
猪苓湯 ……… 162
牛車腎気丸 ……… 163
八味地黄丸 ……… 164
六味丸 ……… 165
竜胆瀉肝湯 ……… 166

column　西洋の薬も多くは植物由来
—アスピリンの歴史 ……… 167

10　皮膚トラブル………… 168
消風散 ……… 172
当帰飲子 ……… 173
十味敗毒湯 ……… 174
茵蔯蒿湯 ……… 175
清上防風湯 ……… 176
紫雲膏・中黄膏 ……… 177

11　滋養強壮………… 178
十全大補湯 ……… 180
補中益気湯 ……… 181

付録　パッケージ一覧 ……… 182
　　　証別処方早見表 ……… 186

第4章　接客のポイント

1　接客の基本を知っておく ……… 190
2　情報収集はお客様との会話から ……… 192
3　漢方薬に興味のあるお客様へのアドバイス ……… 194

🌿 この本の構成と使い方

第1章

東洋医学と漢方の基本
登録販売者として知っておきたい漢方の歴史や用語、からだの不調のとらえ方など、東洋医学と漢方の基本について解説しています。

第2章

おもな生薬とその薬効
漢方に配合されている代表的な生薬を、イラスト付きで紹介しています。生薬の特徴や薬効、薬用の部位などを解説しています。

第4章

接客のポイント
登録販売者としてお客様と接するときに気をつけたい、接客のポイントをまとめています。

第3章

症状別よく処方される漢方薬
第3章では、処方される漢方薬について、症状別に紹介しています。
症状がでたときに、どの漢方薬が合うのか、チャートでわかりやすく示し、さらに、各漢方薬の解説をしています。

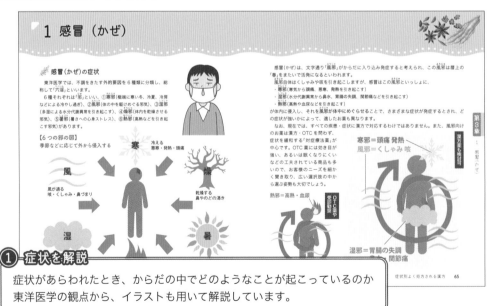

① 症状を解説
症状があらわれたとき、からだの中でどのようなことが起こっているのか東洋医学の観点から、イラストも用いて解説しています。

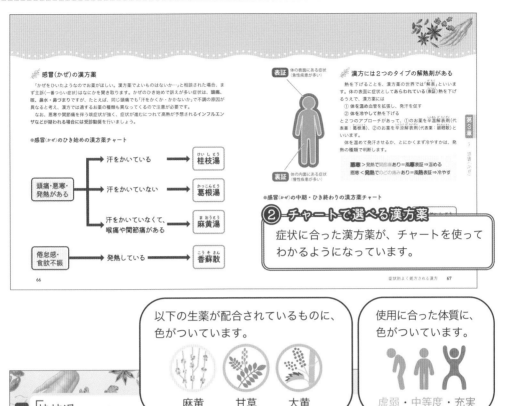

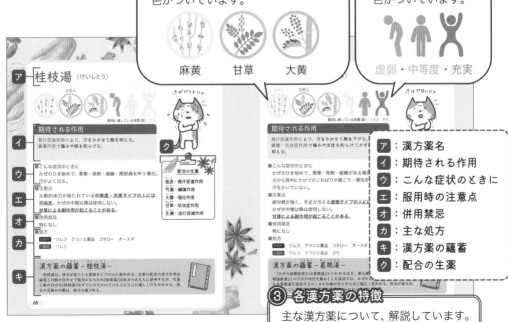

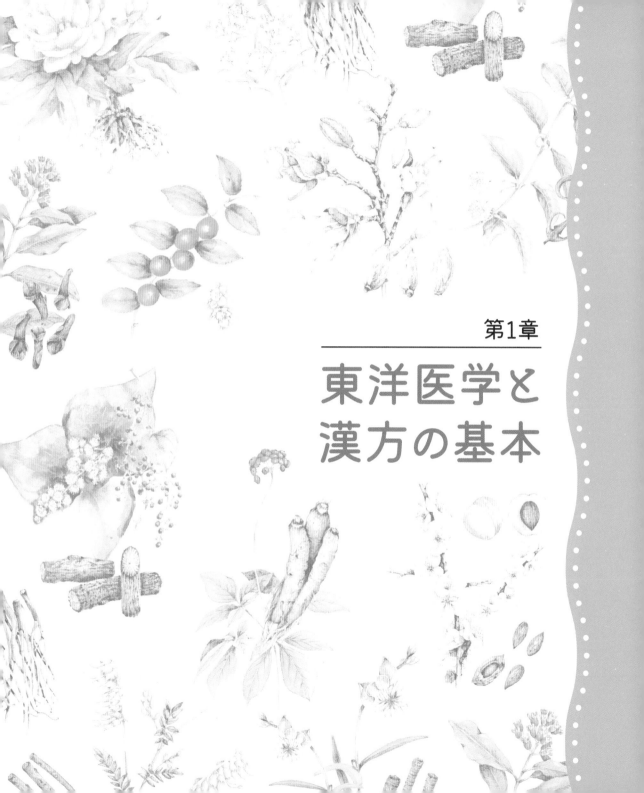

第1章

東洋医学と
漢方の基本

1 漢方とは

■ 漢方の歴史

　西洋医学が日本に伝わったのは、江戸時代中期のころ。以来、日本が新しく接した西洋医学は「オランダ（和蘭陀）の医学」＝「蘭方」と呼ばれ、対して従来の日本の医学は「漢方」と呼ばれるようになりました。漢方は、古代中国にルーツをもちながら、長らく日本で独自の発展を遂げてきた医学で、現在の中国の伝統医学（中医学）と必ずしも同じではありません。

　中国の医学が日本に伝わりはじめたのは、朝鮮半島を経由して文物がさかんに流入した5〜6世紀のこと。古くは『日本書紀』に「新羅から招いた医師の治療により天皇※の病が治った」という記述があ

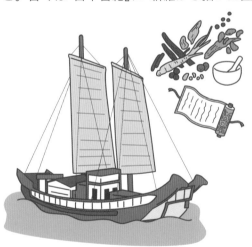

ります。古墳〜奈良時代にかけては建築・造船・暦（天文学）・政治制度・工芸といった先進の技術・文化が百済や新羅など朝鮮半島を経由してもたらされました。その後は遣隋使・遣唐使が中国から直接持ち帰るなどし、さまざまな文物が日本に伝わりましたが、当時の中国医学や薬の知識も、そうして日本に伝わった先進技術の一つです。その後も、その時々の新しい中国医学を吸収しながら日本の医学は更新され、一方で、室町時代には交易の発展で商人が台頭し、公家や武士といった支配者でなくても医療にアクセスできるようになりました。

　そして江戸時代に入ると、戦乱が収まり医学や文化・芸術が成熟するなか、とくに医学は、それまでの治療の考え方とまったく異なる**西洋医学がもたらされます**。多くの医師・学生が長崎に留学し蘭方を学ぶ一方、従来の日本の医学も刺激を受け、**漢方として独自の深化**を遂げていきました。

※倭の五王の三人目・済とみなされる第19代・允恭天皇

（図中）
古代・中世の中国医学
近代の西洋医学
古代・中世の日本医学
解体新書
蘭方　漢方

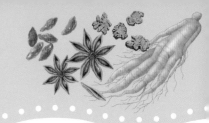

■ 西洋医学と漢方の違い

　現代の**西洋医学**では、**特定の臓器や組織の不具合によって心身の不調(病気)は起こる**とし、治療方法は、おもに次の3つです。

① 不具合な部分を取り除く(外科的処置)

② 不具合な部分を薬などにより正常な状態に戻す(内科的処置)

③ 不具合により生じている症状を抑える(対症療法)

　一方、漢方をはじめとした**東洋医学**では、**心身の不調は、体内を循環する「気(エネルギー)」「血(食物の栄養をめぐらす体液≒血液)」「水(血以外の体液≒水分)」(→ p.17)のバランスが崩れたことに起因する**と考えます。鍼灸などによる物理的治療のほか、薬による治療としては、

① 不足している気・血・水を補う

② 気・血・水のめぐりの滞りを解消

③ 余っている過剰な気・血・水を排出する

の3つのアプローチにより体内のバランスを正常に導くことが主流になります。

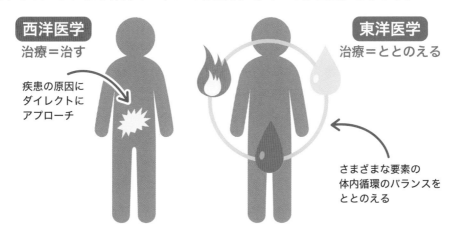

西洋医学
治療＝治す

疾患の原因に
ダイレクトに
アプローチ

東洋医学
治療＝ととのえる

さまざまな要素の
体内循環のバランスを
ととのえる

　「特定の臓器の不具合」が認められず治療に結びつかない心身の不調を抱える人に対し、**「心身のバランスを正常に導く」という思想に基づく東洋医学**は、ときに大きな力を発揮します。

2 漢方の基本的な考え方

■ なぜ「バランス」なのか

　漢方をはじめとする東洋医学がなぜバランスを重視するのでしょうか。それは、ベースとなる東洋の伝統的な世界観がそもそも**バランスの理論**で構成されているからです。

　始皇帝が中国を統一する以前の戦国時代（紀元前5世紀頃～紀元前221）、**「陰」**と**「陽」**の相反する**2つの要素が混ざり合って世界はできている**、と考える**「陰陽説」**が登場します。陰陽説は「世界がどのように生まれたか？」から果ては「私たちはどうして生まれ、成長し、やがて老いて死ぬのか？」という**「変化」**を陰と陽のバランスで説明する理論です。変化の理論はもともと「これからどうなる？」という**未来を占う「易」**から発生しました。周易の卦の解説書『繋辞伝（上）』に次のような一節があります。

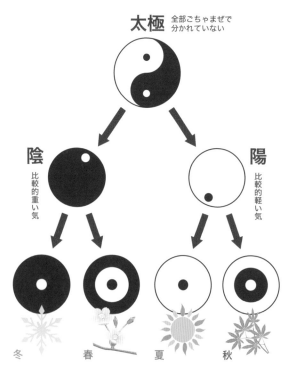

太極　全部ごちゃまぜで分かれていない

陰　比較的重い気

陽　比較的軽い気

冬　春　夏　秋

易有太極 是生両儀 両儀生四象 四象生八卦…
（易に太極あり。これ両儀を生ず。両儀は四象を生じ、四象は八卦を生ず…）

　世界がはじめは混沌としていたのが（太極）、比較的重たい気が下に沈み、一方で比較的軽い気が上昇して陰・陽のふたつの気に分かれ（両儀）、陰・陽の二気がさらにそれぞれふたつに分かれて

・すごく陰…冬（冬至）
・陰だけどだいぶ陽…春（立春）
・すごく陽…夏（夏至）
・陽だけどだいぶ陰…秋（立秋）

と四季（四象）が生まれ、そこから万物（八卦）が生じた…という壮大な世界観です。

　同じ戦国時代、陰陽説とは別に、世界は**木・火・土・金・水の五行で構成されている**、とする「五行説」が陰陽家の鄒衍(紀元前305頃-紀元前240頃)により提唱されました。五行は季節(時間)や方位に、図のように振り分けられます。

・木…春／東
・火…夏／南
・金…秋／西
・水…冬／北
・土…立春、立夏、立秋、立冬の
　　前の18日間(土用)／中央

　「陰陽説」と「五行説」は次第に混ざりあい、時間や方角から森羅万象に至るまで、万事・万物の成り立ちや関係を説明する「陰陽五行説」へと発展していきましたが、陰陽五行説が解釈する森羅万象には、もちろん私たち人間(人体)も含まれました。人体にも陰の箇所や陽の箇所があり、相反する二気のバランスで成り立っている、あるいは、内臓の個々に木・火・土・金・水の性質があって相関関係がある…というように、**人間の心身のしくみや機能に陰陽五行の考え方をあてはめ、「病気」とは、体内での陰陽のバランスや、五行それぞれに対応する五臓六腑(→ p.16)の不調のあらわれだ**、と考えられるようになったのです。

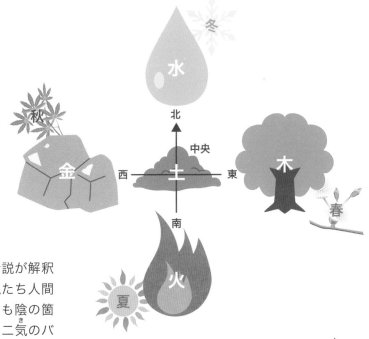

漢方知っ得コラム

「土用の丑の日にはうなぎ」でおなじみの土用ですが、実は年に4回あります。その中で一番なじみがあるのが夏の終わり(立秋)の前18日間の土用で、例年7月下旬と8月上旬にあたります。

■ 人体での陰陽

　イメージとして「軽く明るく熱いもの」は陽、「重く暗く冷たいもの」は陰となりますが、陰陽に優劣やどちらがいい悪いということはなく、いずれも**一方が存在しないともう一方も存在しえないペア(対)**である、と説明されます。身近なところでは太陽や昼は陽、対して月や夜は陰とされますが、さらに人間(人体)の場合、男性が陽、女性が陰、上半身や背中・体の表面が陽、下半身や腹・体の内側が陰に分類されます。

■ 人体での陰陽五行

　陰陽五行説は季節や方位のほか暦(時間)の概念と密接にかかわって発展しました。お正月が近づくと「来年の干支は〇〇」と話題になる干支(えと／かんし)は、**十干十二支(じっかんじゅうにし)**」の略で、「えと」の「え」は兄＝陽、「と」は弟＝陰を表します。六十年でひとめぐりする十干十二支、十干は「甲」「乙」と耳慣れない独特な読み方をします。これは「木の兄(陽)」「木の弟(陰)」というように、暦や方位を表す**十干に「五行それぞれの陽陰」を順次振り分けている**からです(右上図)。

　さて、**十干と五行を組み合わせた図を人体にそのままあてはめると、右下図のような五臓五腑の配置に**なります。臓も腑も訓読みは「はらわた」で内臓を指しますが、その中でも**臓は中身のつまった(＝重たい)内臓**で「陰」に、**腑は中が空洞の(＝軽い)内臓**で「陽」に分類されます。

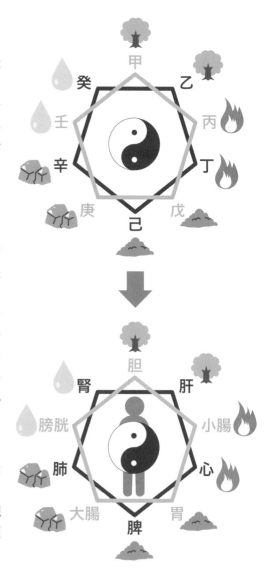

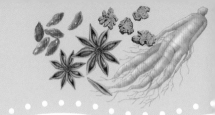

　東洋医学の目的は「気・血・水のバランスをととのえて心身を正常に導く」ことですから、**気・血・水の生成や貯蔵・めぐりを担う「五臓」は東洋医学（漢方薬）のメインターゲット**で、内臓のはたらきや相関関係を考える際も、五臓が中心に据えられます（右上図）。

■ 五臓の相関関係

　五臓にはそれぞれ、五行思想に根差した「性質」があり、その性質によって相互に「相性」がある、といわれます。まず、右中図のそれぞれ**右隣を助ける（相生）**という相性ですが、これは、

　【木→火】木をこすると火がつく
　【火→土】火を焚くと灰（土）ができる
　【土→金】地面（土）を掘ると金属（金）が採れる
　【金→水】鉱脈（金）から水が出る
　【水→木】水は木を育てる

などの**日常の体験と観察に基づいた五行の考え方**が、そのまま**五臓の相関関係に投影されたもの**で、肝は心を、心は脾を…というように時計回りに次の臓を促進・助長・養生する、と考えられます。

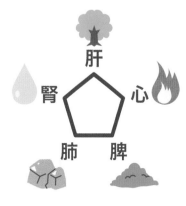

　もう一つ代表的な相性として、五臓は右下図のように、**星型に結んだ矢印の先の相手を妨げる（相克）**というものがあります。これは五行の

　【木→土】木は土の養分を吸う
　【土→水】土は水を堰き止める
　【水→火】水は火を消す
　【火→金】火は金属（金）を溶かす
　【金→木】斧（金）は木を切り倒す

をそのまま五臓に当てはめたもので、肝が脾のはたらきを、脾が腎のはたらきを…、というように、それぞれ相手を**抑制しバランスを取っている**、と考えます。

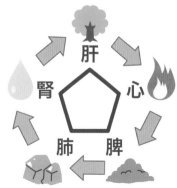

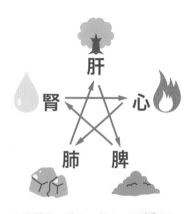

■ 五臓六腑の種類と分類

　五臓とは肝・心・脾・肺・腎の5種、六腑とは胆・小腸・胃・大腸・膀胱と三焦※の6種をいいます。ここで注意が必要なのは、東洋医学の**五臓六腑の一つひとつは、西洋医学の「臓器」に必ずしも対応しない**、ということです。たとえば「肝」は「肝臓」を指すのではありません。東洋医学では、物体としての個々の内臓ではなく、**内臓全体の作用(はたらき)と相関関係(はたらくしくみ)を概念的に構築し、「この作用を担うのはこれ」というように五臓や六腑を位置づけています**。内臓を直接観察する機会があっても、その生体機能までは確かめる術がなかった時代、個々の臓器の解明より、具体的な**治療(鍼灸や投薬)の効果を起点に、それが効くしくみ**(治療によって体内で何が起きたのか)や、そもそもの体内の構造(何がどう作用しあって生命活動は維持されているのか)**をイメージしていく方が、ずっと合理的だったのかもしれません**。

所管する心身のはたらき	臓	腑	五行
筋肉や臓器にエネルギーを送る 気分(肝が正常だとリラックス／不調だとイライラ) 気(エネルギー)をめぐらせる　血(≒血液)量の調整	肝	胆	木
血液の循環 **思考をはじめとする意識全般** 血(≒血液)の流れ(経脈)を統括　※他の臓を統括	心	小腸	火
食物の消化・運搬 気(エネルギー)の産生　水(≒血液)の産生	脾	胃	土
呼吸／免疫 水(≒血液以外の水分)の循環	肺	大腸	金
排泄・成長・生殖 水(≒血液以外の水分)量の調節	腎	膀胱	水

※六腑のうち「三焦」は五臓すべてと関連し、水分(潤い)と腎精(生命力)を全身にめぐらせる経路と考えられる

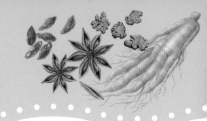

さて、いずれも空洞な管や袋状の構造をしている「腑」のおもな役割は、食物の消化と老廃物の排泄です。**食物は腑の中を通過しながら消化され、栄養や水分が分離・吸収されて残った分は、老廃物とともに排泄されます。**対して「臓」は、腑が消化し抽出した栄養や水分と、呼吸で得た酸素（清気）をもとに、体内をめぐる三要素＝気・血・水をつくり出し、貯蔵し、それらを体内に循環させる、という役割を担います。なお、「肝」と「胆」のように五行が同じ臓と腑は互いに表裏の関係にあり、たとえば「肝が不調になると胆も不調になる」というように密接にかかわっています。

気 血 水

気（けっ）
エネルギー

血（けつ）
栄養

水（すい）
水分

東洋医学では、体内において
・気（エネルギーの流れ）
・血（食物の栄養をめぐらす体液（≒血液）の流れ）
・水（血以外の体液（≒水分）の流れ）
の３つの流れが滞りなくめぐることで、心身が健康に維持される、と考えます。

　わかりやすいところから、まず血は、血管を流れる赤い液体（≒血液）と、血液の流れ（血流・経脈）を指します。血は体内の五臓六腑に栄養をもたらし、からだを維持します。
　水は血液以外の体液、汗や唾液、涙、胃液、リンパ液などが相当し、からだを潤し滑らかな状態に保ちます。
　最後に気ですが、たとえば食物が消化され栄養になって心身を動かす、という一連のしくみを考えた場合、東洋医学では、消化物から抽出されたエネルギーが体内の気（エネルギーの流れ）に取り込まれ、この気（エネルギーの流れ）でつながっている個々の臓器にエネルギーが供給されて動く、と説明します。つまり、エネルギーを媒介する、血や水ではないもう１つの流れが気という概念なのです。
　東洋医学では、この気・血・水の流れが順調にめぐっている状態を健康と考え、対して病気とは、気・血・水の流れが滞る、もしくは気・血・水自体の量が減る、あるいは気・血・水が余ることで生じるさまざまな不具合である、と定義・説明されます。

3 漢方の五臓

■ 肝…気と気分をつかさどる。ストレスに弱い

　肝は、**気（エネルギー）を全身にめぐらせるはたらき（疏泄作用）**を担います。また、肝には、**血を一旦ためるはたらき（蔵血作用）**もあり、ダムのように全身の血流量をコントロールします。さらに、肝ではためた血をもとに肝血がつくられ、この肝血が、**筋肉や他の内臓にエネルギーを供給する**と考えられています。

　なお、**肝にはストレスの影響を受けやすい**という特性があります。肝が正常に機能していると、**ゆったりとリラックスした気分**を保てますが、強いストレスを受け続けるなどして肝が傷つくと、**イライラする・怒りっぽくなる**など、気分に関する症状が出やすくなります。

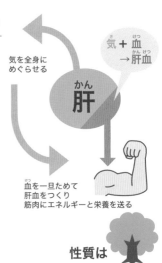

気を全身に
めぐらせる

気 ＋ 血
→肝血

肝

血を一旦ためて
肝血をつくり
筋肉にエネルギーと栄養を送る

性質は

ストレス

肝

イ
ラ
イ
ラ

気が停滞すると、肝に熱がこもって怒りっぽくなっちゃう

肝にいい食材
・セロリ
・あさり

肝のはたらき
・気をめぐらせる（疏泄作用）
・血をためる（蔵血作用）
・筋肉や内臓に栄養を届ける

肝×気・血・水
【気】めぐらせる
【血】貯蔵する
→肝血をつくる

肝の不調ででやすい症状
イライラする（怒りっぽい）、
興奮、目の不調、めまい、耳鳴り
筋肉のしびれ・痙攣　など

代表的な漢方処方薬
加味逍遥散（→ p.134）
抑肝散加陳皮半夏（→ p.144）
七物降下湯（→ p.121）

肝気鬱結

ストレスなどで肝のはたらきが弱まり、気のめぐりが停滞して起こる不調。
ため息／イライラ／怒りやすいといった気分障害のほか、食欲低下／下痢（胃脾で気が停滞）　など。

←疎肝 加味逍遥散など

肝血虚

肝に血が不足して肝のはたらきが弱まり起こる不調。目に影響が出やすい。
目がしょぼしょぼする／目がかすむといった目の症状のほか、手足のしびれ／筋力低下／爪の変形　など。

←補血 七物降下湯など

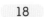

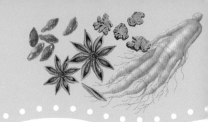

心…血流と精神活動を統括する。命の根幹

　心は、肺から送られてきた気（営気）と、肺が取り込んだ酸素（清気）を合わせて**血をつくり**「血の通り道（経脈）」に送り込むほか、**血流を維持する司令塔の役割**を担います。さらには**認知機能や思考、記憶や、喜ぶ・怒る…といった感情を統括**するなど、心は血流と精神活動をつかさどる重要な器官です。

　なにかに驚くと「ドキッ」としたり「ドキドキ」する心臓は、洋の東西を問わず「こころのありか」と認識され、重視されました。さらに鼓動が止まる＝死であることから、心は「命の根幹」とも考えられ、五臓でも最重要の「君主の官」として、他の４つの臓を統括する「センター」に位置づけられています。

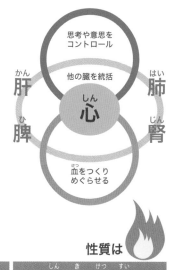

思考や意思をコントロール

他の臓を統括

心

血をつくりめぐらせる

肝　脾　肺　腎

性質は

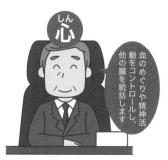

血のめぐりや精神活動をコントロールし、他の臓を統括します

心にいい食材
・小麦
・緑茶

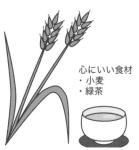

心のはたらき
・血をつくりめぐらせる
・認知、思考、記憶、意思などを統括する
・他の臓を統括する

心×気・血・水
【血】つくる
めぐらせる
流れを統括する

心の不調ででやすい症状
顔面蒼白、動悸、息切れ、排尿痛、血尿、舌の痛み・しびれのほか、不安、焦燥感、寝つきが悪い、記憶力の低下　など

代表的な漢方処方薬
酸棗仁湯（→ p.147）
加味帰脾湯（→ p.148）
柴胡加竜骨牡蛎湯（→ p.145）

心火上炎
血や水が心で不足した結果、心に熱がこもった状態で、顔面紅潮／口が渇く／口内炎／動悸のほか、寝つきが悪いといった睡眠障害や、イライラ／月経不順（経血増量・頻回）　など。

心血虚
心に栄養を供給する血が不足し、寝つきが悪い／眠りが浅い／夢をよく見て熟眠感がないといった睡眠障害のほか、こころが落ち着かず驚きやすい／不安／焦燥感　など。

←補血清熱 温清飲など

←安神 加味帰脾湯など

■ 脾…食物の消化・吸収をつかさどる

脾は、胃や小腸とともに食物の消化・吸収を担います。

食物は胃で消化されると、小腸で清／濁（栄養と水分／残りかす）に分けられ、清は脾へ、濁は大腸へと送られます。脾は、送られてきた清をもとにエネルギーの素や水分（水穀の精微）を分離・合成し（運化作用）、それらを肺に上昇させます（昇清作用）。

ガソリンや電気といった燃料が切れると車が止まるように、臓腑のエネルギー源をつくり出す脾が不調になると、心身は栄養不足に陥ります。症状は、食欲不振や胸やけといった脾や胃の不調から、無気力や倦怠感など全身に及ぶこともあります。

なお、脾は西洋医学の「脾臓」より消化器官全体のイメージです。

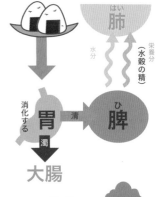

性質は

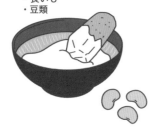

脾にいい食材
・長いも
・豆類

脾のはたらき
・食物を消化し、栄養分や水分を抽出する（運化作用） ・吸収した栄養分や水分を肺に上昇させる（昇清作用）

脾の不調ででやすい症状
食欲不振、膨満感、胸やけ、吐き気、無気力、倦怠感　など

脾×気・血・水
【気】原料を産生する 【水】原料を産生する

代表的な漢方処方薬
六君子湯（→ p.113） 補中益気湯（→ p.181） 人参湯（→ p.112）

脾胃気虚	脾陽虚
おもに過剰な湿気が脾を傷つけ、気の産生が減り起こる不調。食欲不振／空腹感がない／味覚の低下／食後の眠気／お腹の張り／下痢／便秘／疲労感／手足が重だるい　など。	脾胃気虚（←左参照）が進み気不足が悪化し起こる不調。脾胃気虚の症状に加えて顔面蒼白／腹部の冷え／腹痛／むくみ　など。

← 補気健脾 六君子湯など

← 温裏 人参湯など

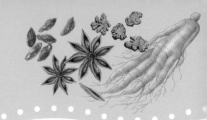

■ 肺…エネルギーを生成、水を散布し、防護シールドを張る

　肺は、まず呼吸を担う、つまり、酸素（清気）を体内に取り込んで、汚れた気（濁気）を呼気として排出します。また、取り込んだ清気を、脾から送られてきたエネルギーの素と合わせて「気の素（宗気）」をつくり、そこからさらに「エネルギー（営気）」と「防衛シールド（衛気）」をつくります。営気は心で血となり全身を栄養するほか、衛気は体の表面にめぐらされ、からだを防護します。

　もう一つ、肺には水を全身にめぐらせるという重要な役割があります。脾から送られた水を胸より上にめぐらせ（宣散作用）、さらに水を下半身にも降ろしてめぐらせて老廃物を回収しつつ、腎に送ります（粛降作用）。

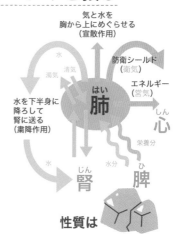

気と水を
胸から上にめぐらせる
（宣散作用）

防衛シールド
（衛気）

エネルギー
（営気）

肺

心

水を下半身に
降ろして腎に送る
（粛降作用）

栄養分

腎 **脾**

性質は

肺

スプリンクラーのように水分も撒いて潤すわ〜

肺にいい食材
・白ネギ
・れんこん

肺のはたらき
・呼吸（清気を吸い濁気を出す）
・気と水を胸から上にめぐらせる（宣散作用）
・清気（吸った息）と水を下半身でもめぐらせ腎に送る（粛降作用）

肺×気・血・水
【気】つくる
上半身に撒く
【血】血の素を心に送る
【水】上半身に撒く
下半身に降ろす

肺の不調ででやすい症状
喘息、関節痛、風邪をひきやすい　など

代表的な漢方処方薬
柴朴湯（→ p.97）
麻杏甘石湯（→ p.93）

脾肺気虚
脾（消化器）の不調から肺に十分な気が送られなくなった結果、肺のはたらきが弱まる不調。呼吸が浅い／息切れ／咳／水っぽい痰が出る／汗をかきやすい／風邪をひきやすい　など

← **補気健脾** 補中益気湯など

風寒犯肺
肺のはたらきが弱まったことで、免疫力（防衛シールド＝衛気）が弱まり、風邪の諸症状が生じる不調。咳／鼻水／鼻づまり／のどの腫れ・痛み／粘り気のある痰／発熱　など

← OTC薬や受診勧奨も検討

■ 腎…生命力を蓄え、呼吸や水の排泄にも貢献

腎は、身体の成長と維持の素、つまり生命力ともいえる精を貯蔵します(蔵精作用)。生殖能力の源である「先天の精」と、食物の栄養分や水分(水穀の精微)と酸素(清気)から産生される「後天の精」が合わさって(＝腎精)、骨・歯・脊髄・神経などの成長維持や、生殖・生理活動を可能にします。腎精は腎で温められ腎気となり全身をめぐりますが、不足すると、成長が遅れるほか、生殖能力の低下、歯骨がもろくなる、物忘れなどの老化現象が生じます。一方で、腎は肺が全身をめぐらせて汚れた水・余った水を膀胱に集め、尿として排出します(主水作用)。また、肺が取り込んだ酸素(清気)を下半身に降ろしてめぐらせる(納気作用)など、呼吸や水のめぐりで肺と協働していると考えられています。

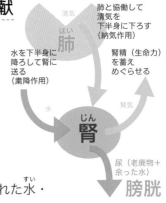

肺と協働して清気を下半身に下ろす(納気作用)

水を下半身に降ろして腎に送る(粛降作用)

腎精(生命力)を蓄えめぐらせる

尿(老廃物＋余った水)

性質は

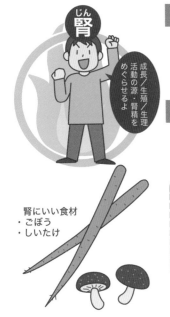

成長/生殖/生理活動の源・腎精をめぐらせるよ

腎にいい食材
・ごぼう
・しいたけ

腎のはたらき
・精(≒生命力)を蓄える(蔵精作用)
・余剰の水を膀胱に集め排泄する(主水作用)
・下半身に清気をめぐらせる(納気作用)

腎×気・血・水
【水】下半身をめぐらせたのち老廃物を尿として排泄

腎の不調ででやすい症状
むくむ、耳が遠くなる、骨がもろくなる、白髪・脱毛、腰痛、物忘れ、頻尿など

代表的な漢方処方薬
六味丸(→ p.165) 八味地黄丸(→ p.164)

腎虚
腎気が不足して身体の成長・維持が弱まった状態。生殖能力の低下/下肢の冷え/だるさ/足や顔のむくみ/腰痛/白髪/脱毛/耳鳴り/聴力低下/思考力の低下/もの忘れ/頻尿 など

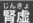

←補腎益精 八味地黄丸など

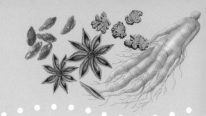

4 気・血・水の不調

■ 気滞（きたい）

エネルギーの流れ（気）が滞（とどこお）った状態を気滞（きたい）といいます。気滞（きたい）では、**イライラしてつい怒ってしまう**、気分が**抑うつ**でため息をつく、目が冴えて寝つけないといった気分の不調が多く、お腹が張っている、げっぷやおならがよく出る、**のどがつかえた感じがする**、といった身体の不具合を伴うのが目安です。

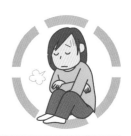

気滞（きたい）とは	気滞（きたい）の原因	気滞（きたい）の症状
エネルギーの流れ（気）が滞っている状態	ストレスや、感情の揺らぎで肝（かん）が傷つき、はたらきが弱まっているなど	頭痛、めまい、動悸、のぼせ、月経前症候群（PMS）、のどのつかえ感、興奮、緊張、憂うつ、抑うつ、ため息、イライラ、怒りっぽい、不眠（興奮・緊張）、お腹が張っている、げっぷやおならがよく出るなど

気滞に効く漢方処方薬（理気剤）
加味逍遙散（かみしょうようさん）（→ p.134）、半夏厚朴湯（はんげこうぼくとう）（→ p.143）、四逆散（しぎゃくさん）など

気滞にいい食べ物
グレープフルーツやオレンジなど柑橘系の果物、セロリなど香りの強い野菜など

■ 気虚（ききょ）

エネルギーの流れ（気）が細く弱まった状態を気虚（ききょ）といいます。気虚（ききょ）では、食欲不振で体がだるい、ちょっと動いても息が切れる、**手足が冷える**ほか、免疫力が低下していて**かぜをひきやすい**、不安、くよくよする、集中力が切れて忘れっぽいなど、いわゆる**元気がない**といわれる不調が多く見られます。そもそもの原因である脾（ひ）（消化器）の不調を改善する処方がよく選ばれます。

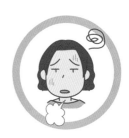

気虚とは	気虚の原因	気虚の症状
エネルギー不足で、エネルギーの流れ（気）が細くなっている状態	過労や心労のほか、消化器の不調による栄養不足など	倦怠感、食欲不振、手足が冷える、代謝が悪くなる、免疫力の低下（かぜをひきやすい）、息切れ、動悸、汗をかく（寝汗）、不安、驚きやすい、くよくよする、忘れっぽいなど

気虚に効く漢方処方薬（補気剤）
六君子湯（りっくんしとう）（→ p.113）、加味帰脾湯（かみきひとう）（→ p.148）、柴胡桂枝乾姜湯（さいこけいしかんきょうとう）（→ p.130）、補中益気湯（ほちゅうえっきとう）（→ p.181）、四君子湯（しくんしとう）など

気虚にいい食べ物
じゃがいもやさつまいもなどのいも類、ご飯やトウモロコシ、かぼちゃなど糖質の多い穀類・野菜など

■ 瘀血

　血液の流れ(血)が滞った状態を瘀血といいます。クーラーが効いた部屋に長時間いる、首や足が露出した服装をしがち、といった理由で身体が冷える、あるいは、デスクワーク中心で運動不足のため「血行が悪くなる」ほか、生理や傷で局所に「血が集まる」ことでも血の滞りは生じます。**瘀血が原因の生理不順は短周期で経血の量が多いのが特徴です。**

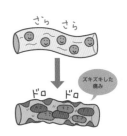

さらさら

ドロ　ドロ

ズキズキした痛み

瘀血とは	瘀血の原因	瘀血の症状
血液の流れ(血)が滞っている状態	冷えや運動不足による血行不良のほか、気虚(エネルギー不足)により血流が滞るなど	頭痛、肩こり、手足の冷え、冷えのぼせ、生理不順(生理前の胸の張り、下腹部痛、短周期で経血の量が多いなど)、目の下のクマ、皮膚や粘膜が赤黒くなる、しみ、そばかす、大人のにきび、静脈が浮き出る・蛇行している、血栓ができやすい、動脈硬化、ズキズキとした痛みなど

瘀血に効く漢方処方薬(駆瘀血剤)
温経湯(→ p.137)、桃核承気湯(→ p.131)、桂枝茯苓丸(→ p.133)　など

瘀血にいい食べ物
たまねぎやにんにくといった香味野菜、イワシやサバなどの青魚など

■ 血虚

　血液の流れ(血)が細く弱まった状態を血虚といいます。出血していて血が不足しているほか、血の原料(栄養分／水穀の精微)をつくる役割を担う脾(→ p.20)のはたらきが弱まって血不足(＝血虚)が起こる、と考えられています。顔色が悪く貧血気味で、肌が乾燥してパサパサ、というのが血虚のイメージです。**血虚による生理不順は周期が延びる(無月経)のが特徴です。**

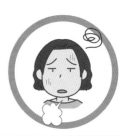

血虚とは	血虚の原因	血虚の症状
血不足で、血液の流れ(血)が細くなっている状態	消化器の不調による栄養不足や、長期間患っている、出血しているなど	めまい、立ちくらみ、カサカサ肌、顔色が悪い、爪の変形、抜け毛、かすみ目、こむら返り、集中力の低下、不眠(不安感・眠りが浅い)、生理不順(無月経など)、鋭い痛み、など

血虚に効く漢方処方薬(補血剤)
四物湯(→ p.129)、当帰飲子(→ p.173)、温清飲(→ p.135)、酸棗仁湯(→ p.147)、芍薬甘草湯(→ p.87)、七物降下湯(→ p.121)など

血虚にいい食べ物
レバーや赤い肉類、きくらげや黒ゴマといった黒い食べ物など

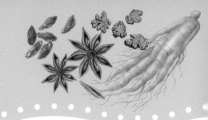

■ 水毒(水滞)

　体内の水分の流れ(水)が滞った状態を水毒(水滞)といいます。水が停滞すると身体が冷えて、代謝がさらに下がり、身体全体が**ぽっちゃり**とした印象になるほか、**寒気を感じやすくなる**のも特徴です。また、水の滞りが胃腸に生じると**胃もたれ**に、関節を滑らかに動かす潤滑材としての水が関節に過剰にたまると**はれを伴う関節痛**が、というように、局所での水の滞りもさまざまな症状につながります。

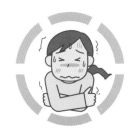

水毒とは	水毒の原因	水毒の症状
水分の流れ(水)が滞っている状態	水分の過剰摂取、運動不足のほか、消化器の不調、腎機能の不調など	むくみ、身体が重だるい、めまい、吐き気、疲れやすい、頭痛、口が渇く、尿量減少、多汗、胃もたれ、軟便、下痢、関節痛など

水毒に効く漢方処方薬(利水剤)
当帰芍薬散(→ p.128)、防己黄耆湯(→ p.152)、苓桂朮甘湯(→ p.120)、五苓散(→ p.80)、越婢加朮湯など

水毒にいい食べ物
はとむぎ、豆類、きのこや海藻など

■ 陰虚

　体内の水分が不足し、水分の流れ(水)が細く弱まった状態を陰虚といいます。加齢のほか、熱中症などでの汗のかき過ぎ、下痢や嘔吐などによる脱水、また、疲労などでも陰虚に陥ります。症状としては、**肌が乾燥する**ほか、体内の水分の流れ(水)により冷やされるべき熱が冷やされず、結果、熱がこもってのぼせたり、**手足がほてったり**もします。

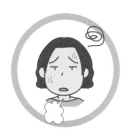

陰虚とは	陰虚の原因	陰虚の症状
水分不足で、水分の流れ(水)が細くなっている状態	過労や加齢のほか、過度の発汗など	ほてり、熱っぽい(微熱程度)、のぼせ、空咳、口が渇く、耳鳴り、カサカサ肌、体重減少、関節がカクカクいうなど

陰虚に効く漢方処方薬(滋陰剤)
六味丸(→ p.165)、麦門冬湯(→ p.96)、滋陰降火湯など

陰虚にいい食べ物
トマトやきゅうりなどみずみずしい野菜や果物、れんこん、豆腐、白きくらげといった白い食べ物など

5 証について

■ 証とは

　病院では、診察や検査の結果、医師が診断して治療や投薬が開始されます。東洋医学においても、患者からの訴えを聞きつつ診察して**不調の原因を見立てます**が、この見立てた結果を証といいます。たとえば「肝気鬱結」という証は、「肝の気が鬱結している」、つまり「肝の気が滞っているのが不調の原因だろう」という見立てを表します。

■ 表証／裏証

　東洋医学では、証を「表証(体の表面にあらわれる病態で、疾患の初期症状に多い)」と「裏証(内臓など体の深部にあらわれる病態で、疾患の後期に多い)」の2種に大きく分ける考え方があり、たとえば急に高熱が出たなどは表証と位置づけられます。医師が証を見立て解熱の漢方薬を処方するケースもありますが、店頭に立つ登録販売者の対応としては、対症療法薬をOTC薬からピックアップするか、状況によっては病院に行くことを勧める(受診勧奨)のが一般的です。一方、病院にかかって調べてもらった結果、疾患は見つからないが不調が続いている、ずっとOTC薬を使って症状を抑えているけれど漢方薬を試してみたい、といった**「長く続いている不調」のコントロール**について相談を受けた場合には、**症状のほか、普段から服用しているお薬の有無や内容をよく聞きとったうえで、症状に応じた漢方薬を紹介する**ことが重要です。

> ●表証(おもに初期症状)→ OTC薬か受診勧奨
> ●裏証(おもに後期症状)→漢方薬も選択肢に　※薬の飲み合わせに注意

■ 熱証／寒証

　表裏とは別に、熱証と寒証に大別する考え方もあります。熱証は「熱を帯びているので冷やすのが有効」な状態で、寒証は逆に「冷えているので温めるのが有効」な状態です。今日のドラッグストアには、熱冷まし(清熱＝熱証の漢方薬)よりも、**体を芯から温める寒証向けの漢方薬**を求めて来られるお客様が多いようです。

> ●熱証(熱冷ましが必要)→ OTC薬か受診勧奨
> ●寒証(体を温めるのが必要)→漢方薬を選択肢に　※薬の飲み合わせに注意

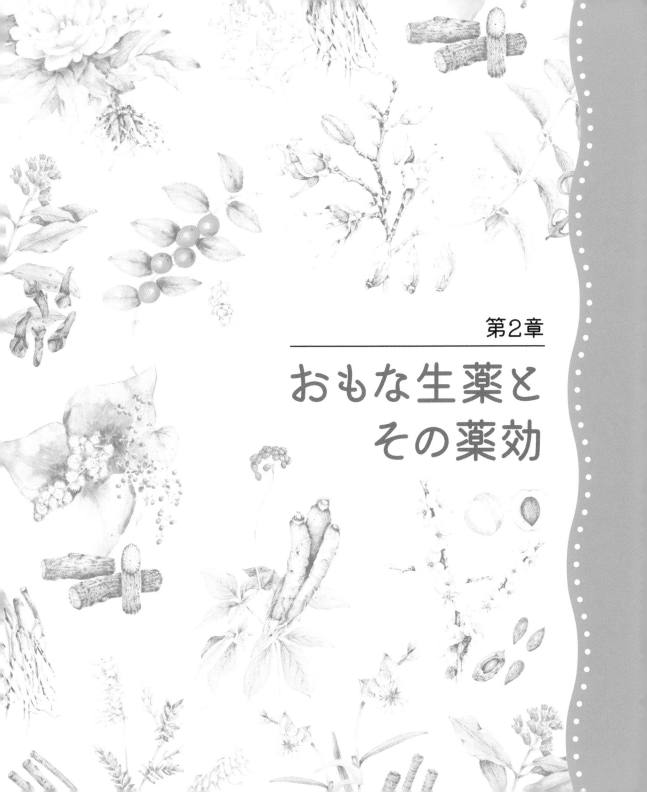

第2章

おもな生薬と
その薬効

生薬とは

■ 生薬の原料

　漢方薬は生薬を組み合わせてつくられています。生薬は、**植物、動物、鉱物などの特定の部分を基原として、切る、乾燥する、蒸すなどして加工したもの**です。なかでも、植物性生薬が多数を占めます。生薬の多くは中国から輸入されていますが、日本国内でも野生採集されたり、栽培されたりしており、漢方薬の原料として使われています。

　分類方法として、植物性、動物性、鉱物性に分類する自然分類があります。

【生薬の自然分類と代表的な生薬の原料】

植物性生薬	植物の根茎（生薬例：**大黄**）、根（**人参**）、樹皮（**桂皮**）、葉（**センナ**）、花（**丁子**）、果実（**連翹**）、果実の皮（**陳皮**）、種子（**杏仁**）などの部位や全体（**千振**）などが用いられる。また、植物の分泌物（赤松の分泌物からつくられる**ロジン**）、藻類（マクサの粘液からつくられる**寒天**）、真菌（マツに寄生するマツホドの菌核を粉末にした**茯苓**）を基原にした植物性生薬などもある。
動物性生薬	動物の臓器や分泌物、昆虫の胴体や抜け殻、貝殻などが用いられる。**地竜**はミミズ、**真珠**や**牡蛎**は貝殻、**蟾酥**はヒキガエルの分泌物、**鹿茸**は鹿の角を使ってつくられる。このほか、**熊胆**（ヒグマの胆汁）、**牛黄**（牛の胆のう中の結石）、**反鼻**（マムシの肉と骨）、**蝉退**（セミの抜け殻）などがある。
鉱物性生薬	鉱物、岩石、動物の化石などが用いられる。天然の**石膏**は解熱・鎮静・消炎の薬効があり、いくつかの漢方薬に含まれている。ケイ酸アルミニウムを主成分とした**滑石**は利尿作用があり、猪苓湯や防風通聖散に含まれる。**竜骨**は大型哺乳類の化石化した骨で、中枢神経抑制作用があり桂枝加竜牡蛎湯に含まれる。

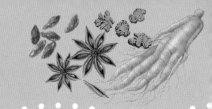

■ 生薬の加工法

　漢方処方のもととなる生薬の形状には、**全形**、**切断**、**粉末**の三種類があります。

　全形生薬とは、生薬の薬用部分の泥などを取り除いてそのまま乾燥するなど、簡単に加工したもの、**切断生薬**は全形生薬を小さく切断したり粉砕したりしたもの、**粉末生薬**は全形生薬または切断生薬を粉末にしたものをいいます。切断された生薬の原料を砕くための道具に「薬研」があります。受け皿に生薬を入れてローラーのようなものでゴリゴリと砕きます。また、砕いたものをさらに粉末にするときには、臼が使用されています。この工程は、現在ではほとんどが機械化されていますが、今も薬研などの道具を使用している漢方薬局もあります。

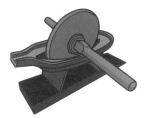

薬研で砕く

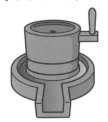

臼で粉末にする

■ 漢方薬の剤形

　漢方薬の伝統的な剤形には、大きくわけて四種類あります。複数の生薬に水を加えて、半分くらいの量になるまで煎じた**湯液(煎剤)**、複数の生薬を混ぜて粉末化した**散剤**、散剤にハチミツなどを加えて丸め固めた**丸剤**、そして、生薬をゴマ油などで加熱抽出したものをミツロウなどで固めた**軟膏剤**があります。

■ 漢方エキス製剤とは

　漢方エキス製剤は医療用および一般用漢方製剤のことで、薬局やドラッグストアで市販されている漢方薬は主にこのエキス製剤です。煎じる時間がいらず、携帯性に優れ、保存にも便利ということで手軽に利用できることから、広く用いられています。多くの漢方エキス製剤は、**湯液**のエキスをスプレードライ装置で瞬時に粉末(エキス末)にし、デンプンなどの賦形剤を加えてつくられます。顆粒剤や錠剤、カプセル剤として使用されます。

赤芽柏（あかめがしわ）

おもな薬効：健胃作用

おもな漢方処方：漢方処方には用いられない

日本では本州から九州、沖縄にかけて広く分布しており、韓国、中国などアジア地域で生息しています。葉は、古くから皿として用いられていました。漢方処方として用いられていませんが、赤芽柏の樹皮にはベルゲニンが含まれていることから健胃作用をもち、胃潰瘍や十二指腸潰瘍などに用いられています。

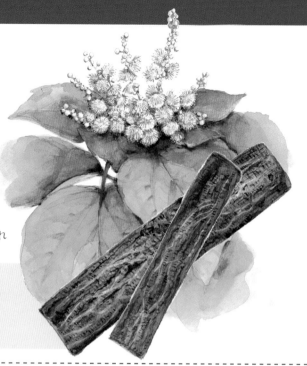

【生薬名（生薬和名）】アカメガシワ（赤芽柏）
【基原植物】*Mallotus japonicus* Mueller Argoviensis
　　　　　（Euphorbiaceae）
【科名】トウダイグサ科
【薬用の部位】樹皮
【薬効成分】ベルゲニン、ルチン　【開花期】5〜6月

アロエ

おもな薬効：清熱作用、瀉下作用

おもな漢方処方：漢方処方には用いられない

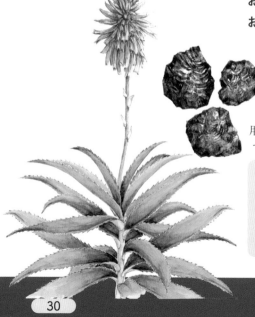

主に南アフリカが原産の植物であり、採取した葉の切り口から出てくる汁を集め、乾燥させた固形物を生薬として用いています。日本国内でも九州や瀬戸内海など比較的温暖な地域で食用としても栽培されており、馴染みの深い植物といえます。清熱作用、瀉下作用をもち、便秘や胃炎、口内炎などのほか、外用薬としては虫刺され、湿疹などに用いられています。

【生薬名（生薬和名）】アロエ（ロカイ）
【基原植物】*Aloe ferox* Miller またはこれと *A. africana* Miller
　　　　　または *A. spicata* Baker との雑種（Liliaceae）
【科名】ユリ科
【薬用の部位】葉から得た液汁
【薬効成分】バルバロイン、クリソファノール
【開花期】11〜2月

延胡索 （えんごさく）

おもな薬効：鎮痛作用、駆瘀血作用

おもな漢方処方：安中散、八味疝気方、牛膝散、折衝飲

中国が原産地で、塊茎を乾燥、湯通しして使われます。
植物性アルカロイドが含まれ、テトラヒドロパルマチン、デヒ
ドロコリダリンなどの成分が薬理作用を示します。関節痛、腹
痛、生理痛などの痛みの疾患に対して緊張を緩和する鎮痛作用
と、生理不順をはじめとした瘀血性の疾患を緩和する駆瘀血作
用があります。

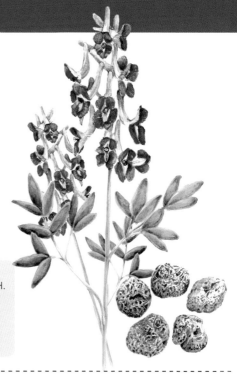

【生薬名（生薬和名）】エンゴサク（延胡索）
【基原植物】*Corydalis turtschaninovii* Besser forma *yanhusuo* Y. H.
　　　　　 Chou et C. C. Hsu (Papaveraceae)
【科名】ケシ科
【薬用の部位】塊茎
【薬効成分】プロトピン
【開花期】3〜4月

黄耆 （おうぎ／きばなおうぎ）

おもな薬効：止汗作用、補気・昇提作用、利水作用

おもな漢方処方：黄耆建中湯、加味帰脾湯、十全大補湯、防已黄耆湯、半夏白朮天麻湯、補中益気湯

日本国内では北海道、青森県、岩手県、茨城県などで収
穫されています。薬効成分はフラボノイドやサポニン、
γーアミノ酪酸（GABA）で、血圧降下作用、利水作用
を示します。補中益気湯や十全大補湯、防已黄耆湯、半夏
白朮天麻湯といった有名な漢方薬にも含まれており、めまいや
気分が落ち込んでいる人に対してよく用いられています。

【生薬名（生薬和名）】オウギ（黄耆）
【基原植物】*Astragalus membranaceus* Bunge
　　　　　 または *A. mongholicus* Bunge (Leguminosae)
【科名】マメ科
【薬用の部位】根
【薬効成分】ホルモノネチン、アストラガロシド
【開花期】7〜8月

黄芩 （おうごん / こがねばな）

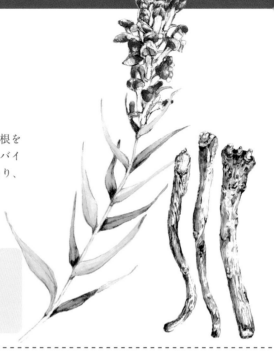

おもな薬効：清熱作用、止瀉作用、止血作用

**おもな漢方処方：黄連解毒湯、乙字湯、柴胡桂枝湯、
女神散、半夏瀉心湯、防風通聖散**

中国河北省や雲南省を産地とするシソ科の植物で、乾燥させた根を
漢方薬として用います。おもな有効成分はフラボノイドとしてバイ
カリンを含んでいます。生薬としては、清熱作用や止瀉作用があり、
臓器内の炎症や発熱を抑えたり、下痢症状に有効です。
慢性の胃痛症状に対して使われる小柴胡湯や、胃炎や口内炎
などに使われる黄連解毒湯などの漢方薬にも含まれています。

【生薬名(生薬和名)】オウゴン(黄芩)
【基原植物】*Scutellaria baicalensis* Georgi (Labiatae)
【科名】シソ科
【薬用の部位】周皮を除いた根
【薬効成分】バイカリン
【開花期】7 ～ 8 月

黄柏 （おうばく / きはだ）

おもな薬効：消化促進、下痢症状改善、炎症抑制

おもな漢方処方：黄連解毒湯、荊芥連翹湯、七物降下湯

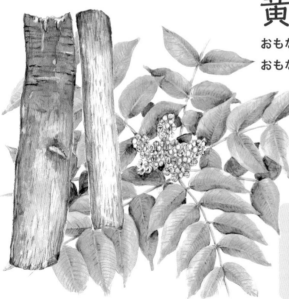

アジア圏を中心に生息し、日本国内では各地に生息して
います。樹皮を乾燥させて使われています。おもな薬効成分
はベルベリンです。下痢止めや抗菌作用のほか、整腸作用や
健胃薬としても活用されます。漢方薬としては黄連解毒湯が
有名であり、イライラやアトピー性皮膚炎、体ののぼせを
解消します。

【生薬名(生薬和名)】オウバク(黄柏)
【基原植物】*Phellodendron amurense* Ruprecht
　　　　　　または *P. chinense* Schneider (Rutaceae)
【科名】ミカン科
【薬用の部位】周皮を除いた樹皮
【薬効成分】ベルベリン
【開花期】5 月末～ 7 月初旬

桜皮 （おうひ / かすみざくら）

おもな薬効：消炎作用、鎮咳・去痰作用

おもな漢方処方：十味敗毒湯

四国から九州にかけて分布する山桜、霞桜の樹皮を乾燥させた
ものを用います。江戸時代から使われ、漢方薬医学者の華岡
青洲がよく用いたといわれています。
消炎の効果があり、じんましんや腫れものの皮膚病のほか、
咳や痰に有効といわれています。桜皮は十味敗毒湯に配合
され現代でも活躍する漢方薬の一つです。

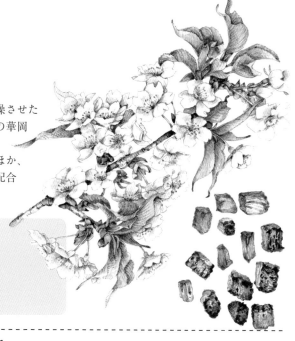

【生薬名(生薬和名)】オウヒ(桜皮)
【基原植物】*Prunus jamasakura* Siebold ex Koidzumi
　　　　　　または *P. verecunda Koehne* (Rosaceae)
【科名】バラ科
【薬用の部位】樹皮
【薬効成分】サクラニン、アクチゲニン
【開花期】3〜4月

黄連 （おうれん）

おもな薬効：消炎鎮痛・健胃作用

おもな漢方処方：黄連解毒湯、半夏瀉心湯

中国四川省、雲南省、日本では新潟や福井、石川などの日本海
側で採取される植物です。根を十分に乾燥させたものが漢方薬
として用いられ、体の熱を冷まし、炎症を抑える作用をもってい
ます。一般的には健胃薬、整腸剤、消炎鎮痛剤として使われ、胃
痛、下痢、口内炎などに処方されることが多いです。漢方薬で
は半夏瀉心湯、黄連解毒湯、三黄瀉心湯などに配合されています。

【生薬名(生薬和名)】オウレン(黄連)
【基原植物】*Coptis japonica* Makino, *C. chinensis* Franchet,
　　　　　　C. deltoidea C.Y. Cheng et Hsiao または *C. teeta* Wallich
　　　　　　(Ranunculaceae)
【科名】キンポウゲ科
【薬用の部位】根をほとんど除いた根茎
【薬効成分】ベルベリン　【開花期】2〜4月

おもな生薬とその薬効　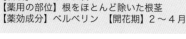　33

遠志 （おんじ / いとひめはぎ）

おもな薬効：去痰作用、抗神経作用

おもな漢方処方：帰脾湯、加味帰脾湯

中国北部、朝鮮半島北部に分布する多年草です。開花期の遠志の根を乾燥させたものを生薬として用います。和名は糸姫萩であり、外観がヒメハギに似ており、葉が糸のように細いことから名づけられました。

去痰作用をもち、気管支喘息や気管支炎に用いられるほか、精神不安、神経衰弱、不眠などの神経系の症状にも用いられています。

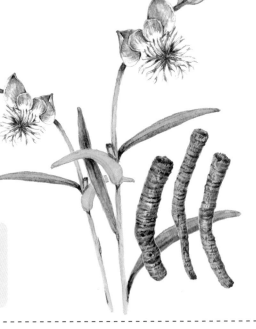

【生薬名（生薬和名）】オンジ（遠志）
【基原植物】*Polygala tenuifolia* Willdenow (Polygalaceae)
【科名】ヒメハギ科
【薬用の部位】根、または根皮
【薬効成分】オンジサポニン、ポリガリトール
【開花期】6〜9月

葛根 （かっこん / くず）

おもな薬効：発汗・解熱・鎮痛作用

おもな漢方処方：葛根湯、桂枝加葛根湯、升麻葛根湯

葛根は北海道から九州の日本各地に生息しています。大型の葉をもち、他の植物や木に巻きつきながら繁殖します。

クズは食用としてクズ餅やクズ菓子、天ぷらにも使われています。漢方薬としてはクズの根を乾燥させて用います。初期のかぜ症状に対して有効であり、発汗作用、解熱鎮痛作用を発揮します。

【生薬名（生薬和名）】カッコン（葛根）
【基原植物】*Pueraria lobata* Ohwi (Leguminosae)
【科名】マメ科
【薬用の部位】周皮を除いた根
【薬効成分】ダイジン、ソヤサポゲノール
【開花期】8〜9月

鹿子草 （かのこそう / きっそうこん）

おもな薬効：鎮静作用

おもな漢方処方：漢方処方には用いられない

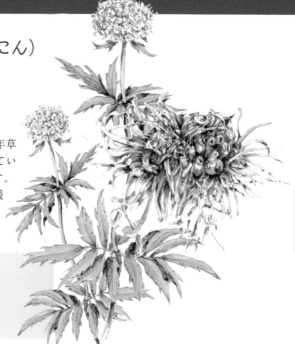

日本各地の山地やサハリン、朝鮮半島などに生息する多年草です。特有の香りをもちタバコの香料としても利用されていますが過剰な伐採や採取によって個体数が減少しています。生薬としては鎮静作用をもつため、ヒステリー症状の緩和、神経過敏に使われています。

【生薬名(生薬和名)】カノコソウ(吉草根)
【基原植物】*Valeriana fauriei* Briquet (Valerianaceae)
【科名】オミナエシ科
【薬用の部位】根及び根茎
【薬効成分】ボルニルイソバレレート、カノコサイド
【開花期】4〜5月

甘草 （かんぞう）

おもな薬効：鎮静作用、滋養強壮作用、鎮咳・去痰作用、抗炎症作用

おもな漢方処方：芍薬甘草湯、小柴胡湯、小青竜湯、抑肝散、乙字湯、葛根湯

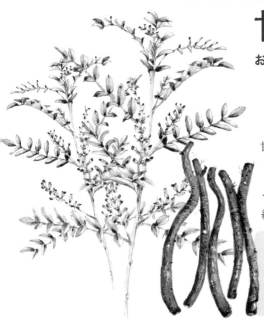

甘草は18種類が知られており、地中海地方やロシア、中央アジア、北アメリカ、中国など世界各地で生息する珍しい生薬です。グリチルリチンやブドウ糖、ショ糖が含まれているため、甘味料としても使われています。漢方薬としては江戸時代から使われており、約7割の漢方薬に含まれるほど重要な生薬です。

【生薬名(生薬和名)】カンゾウ(甘草)
【基原植物】*Glycyrrhiza uralensis* Fischer または *G. glabra* Linné (Leguminosae)
【科名】マメ科
【薬用の部位】根及びストロンで、ときには周皮を除いたもの(皮去りカンゾウ)
【薬効成分】グリチルリチン、リクイリチン　【開花期】6〜7月

桔梗（ききょう）

おもな薬効：鎮咳作用、去痰作用

おもな漢方処方：十味敗毒湯、竹茹温胆湯、排膿湯

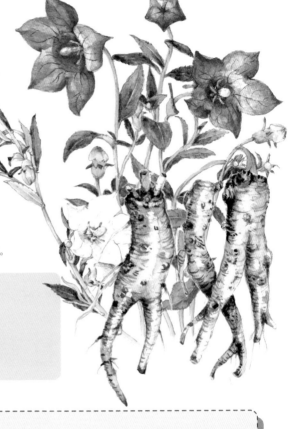

日本各地をはじめ、中国大陸や朝鮮半島などアジア地域に幅広く生息しています。生薬としては根をそのまま乾燥させたものが、十味敗毒湯や桔梗湯、防風通聖散など幅広い漢方薬に使われています。

鎮咳作用や去痰作用をもつことから、咳、痰に対して用いられるほか、排膿作用もあるため、扁桃炎、咽頭炎、蓄膿症などに使われています。

【生薬名(生薬和名)】キキョウ(桔梗根)
【基原植物】*Platycodon grandiflorum* A. De Candolle
　　　　　　(Campanulaceae)
【科名】キキョウ科
【薬用の部位】根
【薬効成分】プラチコジン、ベツリン
【開花期】7 ～ 10 月

甘草について

甘草は、単体で咳を鎮め喉の痛みを和らげる薬(甘草湯)もありますが、多くは薬効を穏やかにする・調和させる・飲みやすくする成分として、多くの漢方処方薬に配合されています。その主成分であるグリチルリチンは体内でアルドステロン(副腎より分泌されるホルモン)に似たふるまいをし、腎臓ではナトリウムの再吸収とカリウムの排出を亢進させ、結果、ナトリウムの濃度が上がったために水分が過剰に体内にとどまり浮腫(むくみ)や血圧上昇を引き起こすほか、低カリウム血症の症状として筋力の低下や筋肉のけいれん・ひきつり、ひどければ麻痺や不整脈などを発症します。グリチルリチンは服用の市販薬だけでも、かぜ薬・のどや鼻の症状をとる薬・筋肉の痛みをとる薬などに幅広く配合されているため、知らず知らずのうちに過剰に摂取していた…とならないよう、注意が必要です。

杏仁 （きょうにん / あんず）

おもな薬効：**鎮咳・去痰作用**

おもな漢方処方：**麻黄湯、麻杏甘石湯、五虎湯**

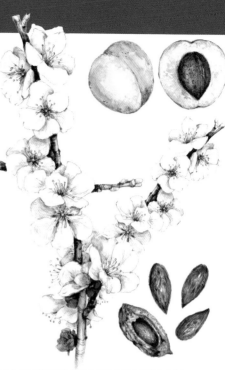

中国原産であり、日本では長野、山梨、山形を中心に栽培されています。古くから杏の実は薬用として使われており、種子を乾燥させて用います。鎮咳作用、去痰作用があり、気管支炎や喘息、呼吸困難に使われています。一方で、杏に含まれるアミグダリンは青酸配糖体であり、大量摂取によるめまい、吐き気、動悸などの中毒症状を起こす危険があるといわれています。

【生薬名(生薬和名)】キョウニン(杏仁)
【基原植物】*Prunus armeniaca* Linné、*P. armeniaca* Linné var. *ansu* Maximowicz または *P. sibirica* Linné (Rosaceae)
【科名】バラ科
【薬用の部位】種子
【薬効成分】アミグダリン、エムルシン
【開花期】3 〜 4 月

荊芥 （けいがい）

おもな薬効：**解熱作用、鎮痛作用、止血作用**

おもな漢方処方：**十味敗毒湯、荊芥連翹湯**

中国を中心に栽培されていて、日本ではほとんど栽培されていません。外観はシソとよく似ており、9月に白い花を咲かせます。日本薬局方では花穂を生薬として用い、解熱、鎮痛作用をもつので、かぜ症状による悪寒や発熱に対して使われます。また、十味敗毒湯、防風通聖散に配合され咽頭痛や鼻炎、皮膚炎などの炎症疾患などにも使われています。

【生薬名(生薬和名)】ケイガイ(荊芥穂)
【基原植物】*Schizonepeta tenuifolia* Briquet (Labiatae)
【科名】シソ科
【薬用の部位】花穂
【薬効成分】メントン
【開花期】9 月

桂皮 （けいひ / しなにっけい）

おもな薬効：発汗作用、解熱作用、鎮痛作用、健胃作用

おもな漢方処方：十全大補湯、八味地黄丸、木防已湯、
葛根湯、柴胡桂枝湯、桂枝加芍薬湯

クスノキ科に属する常緑樹であり、約300種類以上の同属
植物が確認されています。桂皮は古代エジプトの古文書に
も記されていたことから、古くから医薬品、香辛料として世界
各地で消費されていたことがわかります。生薬として使われる
桂皮はシナニッケイの樹皮であり、発汗作用、温感作用などを
もち、多くの漢方薬に配合されています。

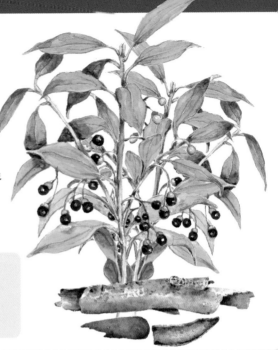

【生薬名(生薬和名)】ケイヒ(桂皮)
【基原植物】*Cinnamomum cassia* Blume (Lauraceae)
【科名】クスノキ科
【薬用の部位】樹皮、または周皮の一部を除いたもの
【薬効成分】シンナムアルデヒド、シンナムタンニン
【開花期】5 ～ 7 月

香附子 （こうぶし / はますげ）

おもな薬効：健胃作用、鎮痛作用

おもな漢方処方：女神散、香蘇散

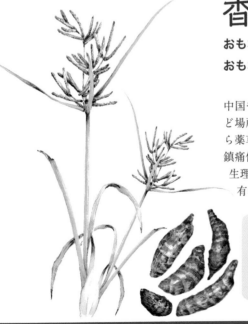

中国や韓国を中心としたアジア地域に生息し、道端や芝生、砂浜な
ど場所を選ばずに生息する強害雑草として知られています。古くか
ら薬草として用いられており、根茎を乾燥させたものを用います。
鎮痛作用、抗菌作用、子宮収縮抑制作用などをもち、頭痛、筋肉痛、
生理不順、イライラなどに使われます。婦人薬として女神散などが
有名です。

【生薬名(生薬和名)】コウブシ(香附子)
【基原植物】*Cyperus rotundus* Linné (Cyperaceae)
【科名】カヤツリグサ科
【薬用の部位】根茎
【薬効成分】α - シペロン
【開花期】7 ～ 10 月

柴胡 （さいこ / みしまさいこ）

おもな薬効：解熱作用、鎮痛作用、解毒作用
おもな漢方処方：大柴胡湯、小柴胡湯、柴朴湯、
　　　　　　　　　柴胡桂枝湯

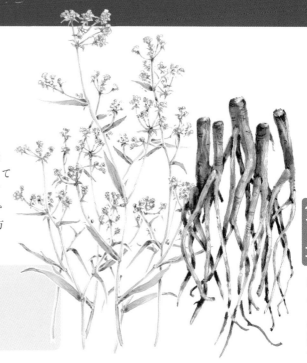

日本では本州、四国、九州の山地の草原に生息していま
す。和名では「三島柴胡」と呼ばれ静岡県三島市に由来して
います。近年では乱獲によって絶滅危惧種に指定されて
います。生薬としては根を用い、解熱、鎮痛作用からか
ぜ中期の症状に対して用いられてきました。多くの漢方
薬に配合されていることから、重要な生薬の一つです。

【生薬名（生薬和名）】サイコ（柴胡）
【基原植物】*Bupleurum falcatum* Linné（Umbelliferae）
【科名】セリ科
【薬用の部位】根
【薬効成分】サイコサポニン
【開花期】9〜10月

細辛 （さいしん / うすばさいしん）

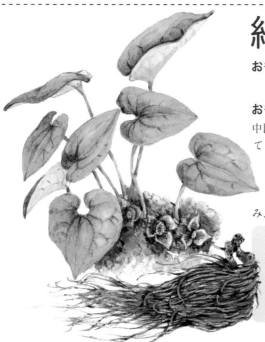

おもな薬効：鎮痛作用、鎮咳作用、去痰作用、解熱作用、鎮静
　　　　　　　作用
おもな漢方処方：小青竜湯、麻黄附子細辛湯

中国や朝鮮半島、日本の関東地方から中国地方にかけて広く分布し
ています。つぼ状の暗い紫色の花を咲かせることが特徴です。生薬
としては根部分を用い、鎮痛、鎮咳、去痰作用など幅広い効果を
もちます。細辛が配合された漢方薬の中でも小青竜湯は臨床で頻
繁に使われており、花粉症やアレルギー性鼻炎などによるくしゃ
み、鼻水、咳などの症状に対して処方されます。

【生薬名（生薬和名）】サイシン（細辛）
【基原植物】*Asiasarum sieboldii* F. Maekawa または
　　　　　　A. heterotropoides F. Maekawavar. *Imandshuricum*
　　　　　　F. Maekawa（Aristolochiaceae）
【科名】ウマノスズクサ科
【薬用の部位】根及び根茎
【薬効成分】β-ピネン、アサリニン　【開花期】3〜4月

サフラン

おもな薬効：生理不順解消、更年期障害軽減

おもな漢方処方：漢方処方には用いられていない

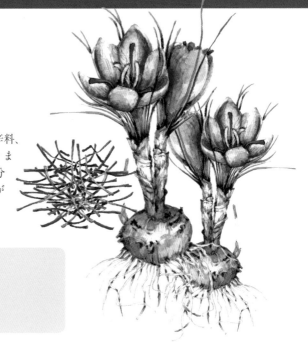

サフランは紀元前古代ギリシャ時代から栽培され、香辛料、染料、香料、薬草など幅広く使われてきた歴史があります。日本には江戸時代に薬として伝わり、宮崎県や大分県で栽培されています。生薬としては鎮静、鎮痛作用があり、更年期障害によるイライラや肩こり、頭痛など、婦人薬として使われています。

【生薬名(生薬和名)】サフラン
【基原植物】*Crocus sativus* Linné (Iridaceae)
【科名】アヤメ科
【薬用の部位】柱頭
【薬効成分】クロシン、ピクロクロシン
【開花期】11 〜 12 月

山査子 （さんざし）

おもな薬効：整腸作用、健胃作用

おもな漢方処方：加味平胃散、啓脾湯

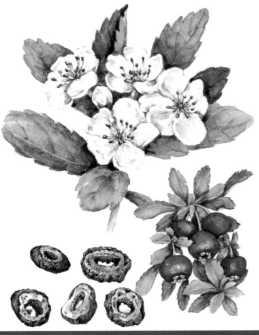

中国が原産であり、江戸時代に日本へもち込まれたといわれています。庭木や盆栽のほか、果実酒、ドライフルーツ、菓子、ジャムなどに使われたりすることでも有名です。
生薬としては果実を乾燥させて用いられます。消化促進作用、健胃作用があり、脂っこい食べ物や肉類の吸収を補助するはたらきがあります。漢方薬としては啓脾湯などに配合されています。

【生薬名(生薬和名)】サンザシ(山査子)
【基原植物】*Crataegus cuneata* Siebold et Zuccarini
　　　　　　または *C. pinnatifida* Bunge var. *major* N. E. Brown (Rosaceae)
【科名】バラ科
【薬用の部位】偽果
【薬効成分】ルチン、カフェー酸
【開花期】4 月

酸棗仁 （さんそうにん／さねぶとなつめ）

おもな薬効：抗不安作用、止汗作用
おもな漢方処方：酸棗仁湯、帰脾湯、加味温胆湯

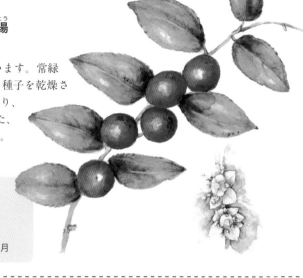

ヨーロッパから西アジア、中国や日本に分布しています。常緑樹の仲間であり、開花期には黄色い花をつけます。種子を乾燥させたものを酸棗仁と呼び、鎮静作用、催眠作用があり、神経症やイライラ、不眠時に使われています。また、止汗作用ももち、多汗症や寝汗などに用いられます。

【生薬名(生薬和名)】サンソウニン(酸棗仁)
【基原植物】*Zizyphus jujuba* Miller var. *spinosa* Hu ex H. F.
　　　　　　Chou (Rhamnaceae)
【科名】クロウメモドキ科
【薬用の部位】種子
【薬効成分】ジュジュボシド、スピノシン　【開花期】5〜6月

地黄 （じおう）

おもな薬効：補血・強壮作用、止血作用
おもな漢方処方：六味地黄丸、八味地黄丸、四物湯

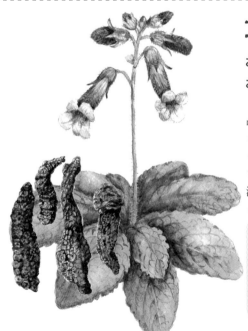

中国の広い範囲の山地、荒地などに分布しています。神農本草経にも記され古くから使われている生薬です。赤矢地黄の根を採取したものを地黄と呼び、補血作用をもっています。生理不順や貧血、立ちくらみ、不眠症などに使われています。
漢方薬としては八味地黄丸が有名であり、頻尿や尿量減少、口渇など水分バランスをととのえる目的で使われます。

【生薬名(生薬和名)】ジオウ(地黄)
【基原植物】*Rehmannia glutinosa* Liboschitz var. *purpurea* Makino
　　　　　　または *R. glutinosa* Liboschitz (Scrophulariaceae)
【科名】ゴマノハグサ科
【薬用の部位】根
【薬効成分】カタルポール、スタキオース
【開花期】4〜6月

芍薬 （しゃくやく）

おもな薬効：鎮静・鎮痛作用、平滑筋弛緩作用
おもな漢方処方：芍薬甘草湯、当帰芍薬散

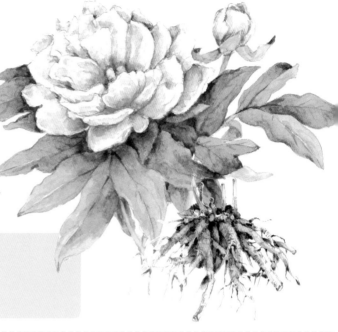

中国やシベリア地域を原産とし、現在は日本各地でも栽培されています。赤、白、ピンクなどの花を咲かせ、観賞用としても人気があります。葛根湯、十全大補湯、当帰芍薬散などさまざまな漢方薬に配合されています。芍薬甘草湯はこむら返りの際に用いることで早期に回復することから、医師、薬剤師に重宝される漢方薬です。

【生薬名(生薬和名)】シャクヤク(芍薬)
【基原植物】*Paeonia lactiflora* Pallas (Paeoniaceae)
【科名】ボタン科
【薬用の部位】根
【薬効成分】ペオニフロニン、ペオノール
【開花期】4〜5月

車前草 （しゃぜんそう／おおばこ）

おもな薬効：鎮咳作用、去痰作用、利尿作用
おもな漢方処方：牛車腎気丸、五淋散

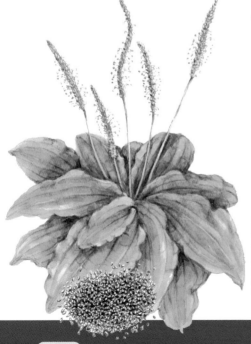

日本では北海道から沖縄の全国、朝鮮半島や中国、マレーシアなど広く分布しています。開花期には棒状に伸びた花茎を出し、白い花が密集して咲きます。
全体を乾燥させて用い、鎮咳作用や去痰作用、利尿作用をもっています。漢方薬にも配合され、牛車腎気丸は尿閉や膀胱炎などに使われています。

【生薬名(生薬和名)】シャゼンソウ(車前草)
【基原植物】*Plantago asiatica* Linné (Plantaginaceae)
【科名】オオバコ科
【薬用の部位】花期の全草
【薬効成分】アウクビン、プランタギニン
【開花期】4〜5月

生姜 （しょうきょう／しょうが）

おもな薬効：発汗作用、嘔吐抑制作用

おもな漢方処方：葛根湯、加味逍遥散、桂枝湯、小半夏加茯苓湯

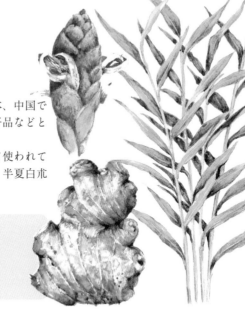

古くから食品や医薬品として使われており、インドや日本、中国で栽培されていました。現在でも香辛料や清涼飲料水、嗜好品などとして人気があります。

発汗作用、健胃作用などがあり、かぜの初期症状に対して使われています。葛根湯、半夏厚朴湯、防風通聖散、補中益気湯、半夏白朮天麻湯などは医療用医薬品としても用いられています。

【生薬名(生薬和名)】ショウキョウ(生姜／乾生姜)
【基原植物】*Zingiber officinale* Roscoe (Zingiberaceae)
【科名】ショウガ科
【薬用の部位】根茎、ときに周皮を除いたもの
【薬効成分】ジンゲロール、ジンギベレン
【開花期】11月

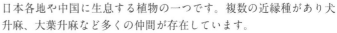

升麻 （しょうま／さらしなしょうま）

おもな薬効：清熱作用、抗炎症作用

おもな漢方処方：乙字湯

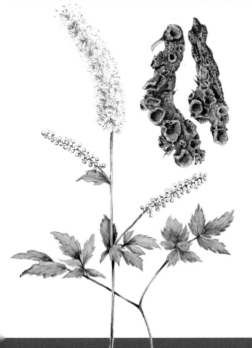

日本各地や中国に生息する植物の一つです。複数の近縁種があり犬升麻、大葉升麻など多くの仲間が存在しています。

晒菜(さらしな)升麻の根茎を乾燥させたものを升麻と呼び生薬として使っています。

発汗、解毒、解熱作用などがあるといわれており、乙字湯や升麻葛根湯として使われています。

【生薬名(生薬和名)】ショウマ(升麻)
【基原植物】*Cimicifuga simplex* Turczaninow, *C. dahurica* Maximowicz,
　　　　　　C. foetida Linné または *C. heracleifolia* Komarov (Ranunculaceae)
【科名】キンポウゲ科
【薬用の部位】根茎
【薬効成分】シミゲノール、シミフギン
【開花期】11月

地竜（じりゅう／ふとみみず）

おもな薬効：解熱作用、鎮痛薬
おもな漢方処方：補陽還五湯

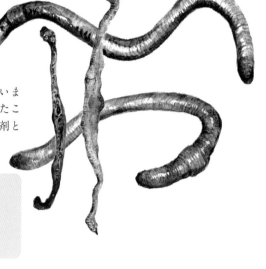

地竜とは植物由来ではなくミミズ由来の珍しい生薬です。
ミミズを乾燥させたものを用い、水に溶かしたり粉末状で使います。ミミズは地面の中におり、その姿が竜のように細く長かったことから地竜とも呼ばれそのまま生薬名になりました。解熱鎮痛剤として用いられ、現在、第二類医薬品としても使われています。

【生薬名(生薬和名)】ジリュウ(地竜)
【基原動物】*Pheretima aspergillum* Perrier またはその他近縁動物
　　　　　　(Megascolecidae)
【科名】フトミミズ科
【薬用の部位】虫体
【薬効成分】ルンブリチン、ルンブロフェブリン

辛夷（しんい／こぶし）

おもな薬効：鎮痛作用、排膿作用
おもな漢方処方：葛根湯加川芎辛夷、辛夷清肺湯

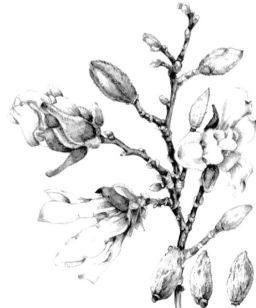

本州から北海道、九州の山あいにかけて生息し、2月頃には白色の花を咲かせます。観賞用に栽培されるほか、街路樹にも使われますが、古くから生薬としても用いられてきました。
生薬としては蕾を使う珍しい種類です。鼻炎、蓄膿症、花粉症による鼻づまりなどによく効くといわれ、漢方薬としては葛根湯加川芎辛夷、辛夷清肺湯などに配合されています。

【生薬名(生薬和名)】シンイ(辛夷)
【基原植物】*Magnolia salicifolia* Maximowicz, *M. kobus* De Candolle,
　　　　　　M. biondii Pampanini, *M. sprengeri* Pampanini,
　　　　　　M. heptapeta Dandy (*M. denudate* Desrousseaux) (Magnoliaceae)
【科名】モクレン科
【薬用の部位】つぼみ
【薬効成分】シトラール、コクラウリン
【開花期】2〜3月

沈香 （じんこう）

おもな薬効：リラクゼーション効果
おもな漢方処方：奇応丸

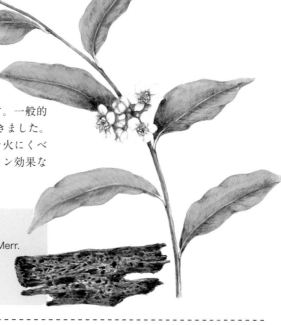

ジンチョウゲ科の木の内部から産出される貴重な香木です。一般的には香料や贈呈品として古くから日本や中国で親しまれてきました。現在ではお線香やアロマとして利用されています。沈香を火にくべたときに発する煙には独特の香りがあり、リラクゼーション効果などが期待されます。

【生薬名（生薬和名）】ジンコウ（沈香）
【基原植物】*Aquilaria agallocha* Roxb., *A.crassna* Pierre,
　　　　　A.malaccensis Lam, *A.sinensis* Gilg または *A.filaria* Merr.
【科名】ジンチョウゲ科
【薬用の部位】材質中に黒色の樹脂が沈着
【薬効成分】ベンジルアセトン、アガロスピロール
【開花期】開花はしない

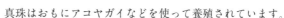

真珠 （しんじゅ）

おもな薬効：鎮静作用、抗不安作用
おもな漢方処方：艶麗丹

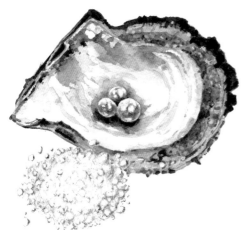

真珠はおもにアコヤガイなどを使って養殖されています。
一般的に真珠は宝飾品として使われるのがほとんどですが、真珠を粉末化することで生薬として利用されています。
国内の流通は極めて少なく、100g あたり数万円で取引されることもあります。
おもに鎮静作用をもち不眠症やイライラなどに使われています。

【生薬名（生薬和名）】シンジュ
【基原鉱物】*Pinctada martensii* Dunker.
【薬用の部位】真珠粉末
【科名】ウグイスガイ科
【薬効成分】炭酸カルシウム、コンキオリンアミノ酸

石蒜（せきさん／ひがんばな）

おもな薬効：鎮痛作用、利水作用

おもな漢方処方：漢方処方には用いられていない

ヒガンバナは本州から沖縄にかけて生息し秋のお彼岸頃、9月から
10月にかけて赤色の花を咲かせます。別名をマンジュシャゲとい
い、仏教にも登場し、人間と関わりの深い植物です。鱗茎は有毒で
吐き気や神経麻痺を起こし死に至るケースもあるため、使用には注
意が必要です。

鎮痛作用があり、肩こり、節々の痛みに対して用いられます。

【生薬名(生薬和名)】セキサン(彼岸花)
【基原植物】*Lycoris radiata* Herb.
【薬用の部位】鱗茎
【科名】ヒガンバナ科
【薬効成分】リコリン、ガランタミン
【開花期】9〜10月

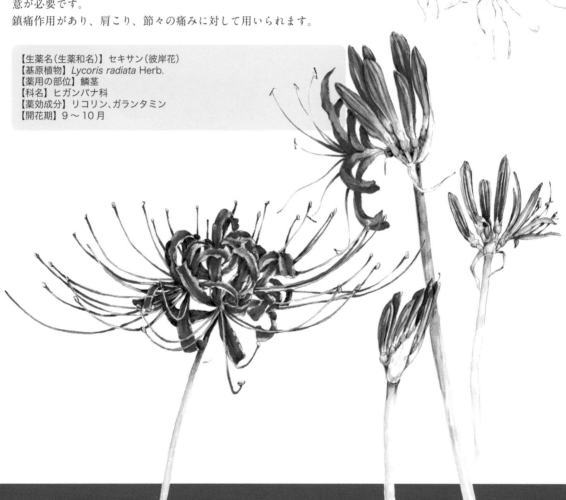

セネガ

おもな薬効：鎮咳作用、去痰作用、利尿作用

おもな漢方処方：龍角散

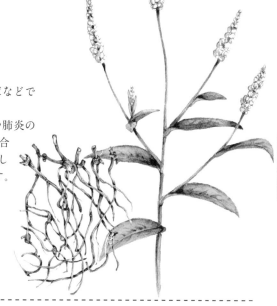

アフリカを原産とする多年草であり、国内では北海道や兵庫などで
栽培されています。
生薬としては鎮咳作用と去痰作用をもっており、気管支炎や肺炎の
際、去痰目的として使われています。一般的には龍角散に配合
されており、テレビCMや広告で見かけることも多いかもし
れません。龍角散はのどのイガイガや痰を排出し咳を鎮めます。

【生薬名(生薬和名)】セネガ
【基原植物】 *Polygala senega* Linné または
　　　　　　P.senega Linné var. *latifolia* Torrey et Gray
　　　　　　(Polygalaceae)
【薬用の部位】根　【科名】ヒメハギ科
【薬効成分】セネギン、メチルサリシレート
【開花期】5～9月

川芎（せんきゅう）

おもな薬効：血管拡張作用、鎮痙作用

**おもな漢方処方：荊芥連翹湯、十全大補湯、十味敗毒湯
　　　　　　　　　当帰芍薬散**

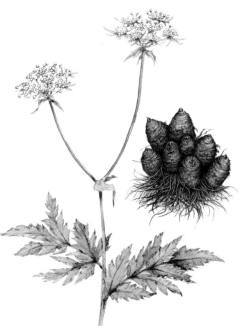

中国が原産であり、古くから生薬として用いられてきました。日本
国内では北海道、東北地方、長野、静岡などで栽培されています。
体内で血のめぐりをよくする作用をもち、生理不順や生理痛など婦
人科系の疾患に使われています。
また、冷え性の人にも効果的であるといわれており、血の滞りを改
善し体の中から温める効果をもつといわれています。

【生薬名(生薬和名)】センキュウ(川芎)
【基原植物】 *Cnidium officinale* Makino (Umbelliferae)
【薬用の部位】根茎
【科名】セリ科
【薬効成分】クニジリド
【開花期】9月

蟾酥（せんそ／がまのあぶら）

おもな薬効：強心作用、血管拡張作用

おもな漢方処方：六神丸

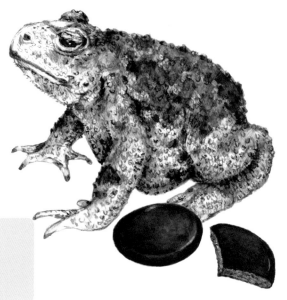

蟾酥は「ガマノアブラ」とも呼ばれ、ヒキガエルの皮膚などから出る分泌物を集め乾燥させたものを指します。古くから用いられてきた生薬であり『神農本草経』にも記載されています。強心作用をもち心臓のはたらきを増強させたり、血圧降下作用などをもちます。民間の漢方薬として知られる六神丸に配合されています。

【生薬名(生薬和名)】センソ(蟾酥)
【基原動物】*Bufo bufo gargarizans* Cantor
　　　　　または *B. melanostictus* Schneider (Bufonidae)
【薬用の部位】耳腺の分泌物を集めたもの
【科名】ヒキガエル科
【薬効成分】ブファリン

センナ

おもな薬効：瀉下作用

おもな漢方処方：漢方処方には用いられていない

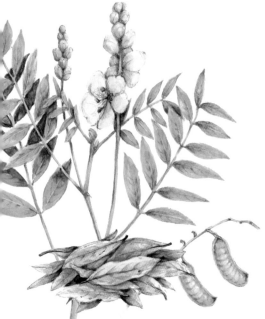

エジプトやインド、スーダンなどで栽培されており、古くから知られている生薬の一つです。センナの薬効成分はセンノシドであり、腸内細菌によって分解されることで便通を改善します。医療用医薬品にも含まれておりプルゼニドなどの便秘改善薬として使われています。一方で、子宮収縮作用があることから妊婦には使用されません。

【生薬名(生薬和名)】センナ
【基原植物】*Cassia angustifolia* Vahl
　　　　　または *C. acutifolia* Delile (Leguminosae)
【薬用の部位】小葉
【科名】マメ科
【薬効成分】センノシド、ライン
【開花期】8〜11月

千振 （せんぶり）

おもな薬効：健胃作用

おもな漢方処方：漢方処方には用いられていない

中国や朝鮮、日本全国に分布する二年草です。センブリは非常に苦く、千回煎じても苦みが残っていることから名づけられました。
健胃効果があり、胃腸が弱っているときに使うことで、食欲不振や胃痛の改善につながるといわれています。抜け毛やフケなどにも効果があり、さまざまな方法で使われる民間薬です。

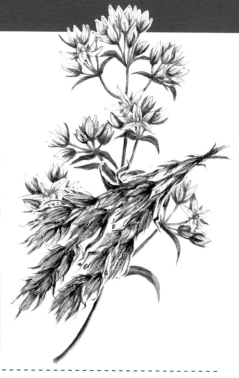

【生薬名(生薬和名)】センブリ(当薬)
【基原植物】*Swertia japonica* Makino (Gentianaceae)
【薬用の部位】開花期の全草
【科名】リンドウ科
【薬効成分】スウェルチアマリン、スウェルチアニン
【開花期】8〜10月

蒼朮 （そうじゅつ／ほそばおけら）

おもな薬効：健胃作用、整腸作用、利水作用

おもな漢方処方：越婢加朮湯、薏苡仁湯、平胃散、五苓散

中国を中心に生息しており、日本に伝わったのは江戸時代頃といわれています。ホソバオケラの根茎を乾燥させたものを蒼朮と呼びます。鎮静作用、健胃作用、抗菌作用など幅広い効果をもち、五苓散や当帰芍薬散、人参湯など一般処方として、使用頻度の高い漢方薬に配合されています。

【生薬名(生薬和名)】ソウジュツ(蒼朮)
【基原植物】*Atractylodes lancea* De Candolle, *A. chinensis* Koidzumi
またはそれらの雑種(Compositae)
【薬用の部位】根茎
【科名】キク科
【薬効成分】ヒネソール、アトラクチロジン
【開花期】9〜10月

おもな生薬とその薬効　49

大黄（だいおう）

おもな薬効：瀉下作用、消炎作用
おもな漢方処方：大黄甘草湯、桃核承気湯

古くから薬用植物として栽培されてきた歴史があり、『神農本草経』にも掲載されています。
大黄の根茎を乾燥させたものを生薬として用い、主成分としてセンノシドが含まれています。
便秘症に対して瀉下剤として使われることが多く、漢方薬として桃核承気湯や大黄甘草湯などに配合されています。

【生薬名（生薬和名）】ダイオウ（大黄）
【基原植物】*Rheum palmatum* Linné,
　　　　　　R. tanguticum Maximowicz,
　　　　　　R. officinale Baillon,
　　　　　　R. coreanum Nakai
　　　　　　またはそれらの種間雑種（Polygonaceae）
【薬用の部位】通例、根茎
【科名】タデ科
【薬効成分】クリソファノール、センノシド
【開花期】6月

大黄について

大黄や、センナ（→ p.48）の主な薬効成分であるセンノシドは、大腸の蠕動運動を活発にするのと同時に、大腸の水分吸収を抑えることで、強力に排便を促します。病院では手術前の処置にプルセニド錠が処方されることもあります。ところで、便秘薬には刺激性と非刺激性と、大きく分けて二種類あります。刺激性下剤は腸を刺激して動かすため、即効性がありすっきりする反面、おなかが痛くなるのでちょっと…というお客様には、非刺激性の便秘薬を提案するという方法もあります。非刺激性下剤は、腸に水分を集めて便をやわらかくしたり膨らませることで、便自体を排便しやすい状態にするもので、腸をダイレクトに刺激しない分おなかが痛くなりにくく、便秘が長く続いていて便が固くなってしまい排便しにくいといった症状の改善に有効です。代表的な非刺激性下剤は「酸化マグネシウム」などです。

丁子 （ちょうじ）

おもな薬効：抗菌作用、抗炎症作用
おもな漢方処方：丁香柿蒂湯、丁香茯苓湯

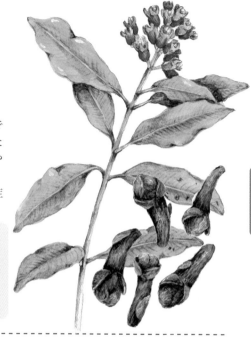

紀元前から利用され非常に長い歴史をもちます。熱帯地域が原産で東南アジアで栽培され、赤色の蕾をつけます。この蕾を乾燥させたものを生薬として用いてきました。現在では薬用のほかに香辛料や香料としても使われています。
おもな作用は抗菌作用、抗酸化作用、抗炎症作用などで、胃の炎症や胸やけなどに使われています。

【生薬名(生薬和名)】チョウジ(丁香／丁子)
【基原植物】*Syzygium aromaticum* Merrill et Perry
　　　　　(*Eugenia caryophyllata* Thunberg) (Myrtaceae)
【薬用の部位】つぼみ
【科名】フトモモ科
【薬効成分】オイゲノール、ガロタンニン酸
【開花期】1～2月／7～9月

釣藤鈎 （ちょうとうこう／かぎかずら）

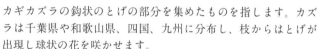

おもな薬効：鎮痛作用、抗痙攣作用、降圧作用
おもな漢方処方：釣藤散、抑肝散、七物降下湯

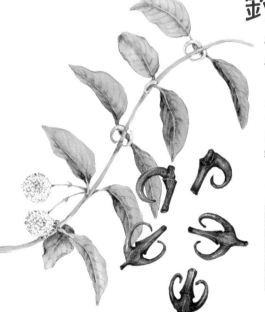

カギカズラの鈎状のとげの部分を集めたものを指します。カズラは千葉県や和歌山県、四国、九州に分布し、枝からはとげが出現し球状の花を咲かせます。
鎮痛剤や抗痙攣作用をもち、漢方薬としては釣藤散や抑肝散として使われています。抑肝散は神経の興奮を抑え緊張やイライラを解消する漢方薬として、一般的によく使われています。

【生薬名(生薬和名)】チョウトウコウ(釣藤鈎／釣藤鈎)
【基原植物】*Uncaria rhynchophylla* Miquel, *U. sinensis* Haviland
　　　　　または *U. macrophylla* Wallich (Rubiaceae)
【薬用の部位】通例、とげ
【科名】アカネ科
【薬効成分】リンコフィリン
【開花期】5月

陳皮 （ちんぴ／うんしゅうみかん）

おもな薬効：健胃作用、鎮咳作用

おもな漢方処方：二陳湯、補中益気湯、六君子湯

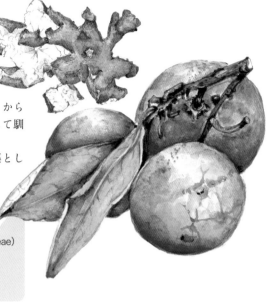

みかんの皮を乾燥させたものが陳皮となります。みかんは古くから民間療法としても利用されており、血行改善やスキンケアとして馴染みの深い生薬です。

健胃作用、利尿作用、鎮咳作用など幅広い効果があり、漢方薬としては二陳湯、補中益気湯、六君子湯などに配合されています。

【生薬名(生薬和名)】チンピ(陳皮)
【基原植物】*Citrus unshiu* Marcowicz または *C. reticulata* Blanco (Rutaceae)
【薬用の部位】成熟した果皮
【科名】ミカン科
【薬効成分】d - リモネン、ヘスペリジン
【開花期】5 月頃

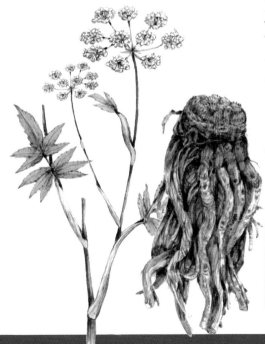

当帰 （とうき）

おもな薬効：補血作用、鎮痙作用

おもな漢方処方：乙字湯、紫雲膏、四物湯、当帰芍薬散、
当帰湯

日本各地に分布し薬用にも栽培されています。山あいを中心に生息し白い花を咲かせます。

江戸時代から薬用とされてきた歴史があり、血液循環を改善したり、充血を解消する効果をもちます。

漢方薬では補血を目的として婦人科病に使われることが多く、冷え性や生理痛、生理不順などを改善します。

【生薬名(生薬和名)】トウキ(当帰)
【基原植物】*Angelica acutiloba* Kitagawa または
　　　　　A. acutiloba Kitagawa var. *sugiyamae* Hikino (Umbelliferae)
【薬用の部位】根
【科名】セリ科
【薬効成分】リグスチリド、キサントトキシンベルガプテン
【開花期】6 月

南天実 （なんてんじつ／なんてん）

おもな薬効：鎮咳作用

おもな漢方処方：漢方処方には用いられていない

本州や九州、四国地方に分布する常緑樹の一つです。白い花を咲かせ、赤い実をつけます。日本では庭木や観賞用として親しまれており、縁起物としても知られています。鎮咳作用があるといわれており、百日咳や気管支炎などの呼吸器疾患に使われます。漢方処方はありませんが、民間療法には広く使われています。

【生薬名(生薬和名)】ナンテンジツ(南天実／天竺子)
【基原植物】*Nandina domestica* Thunberg forma *leucocarpa* Makino
　　　　　　または *N. domestica* Thunberg (Berberidaceae)
【薬用の部位】果実
【科名】メギ科
【薬効成分】ドメスチン、ヒゲナミン
【開花期】5〜6月

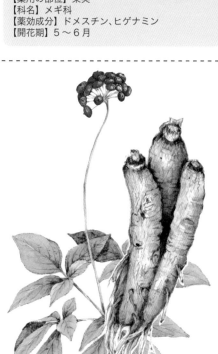

人参 （にんじん／おたねにんじん）

おもな薬効：強壮作用、健胃作用

おもな漢方処方：人参湯、補中益気湯、六君子湯、小柴胡湯

朝鮮半島や中国が原産の植物であり、古くから食用や生薬として利用されてきました。スーパーマーケットなどで見かける人参とは別の種類です。虚証に対して用いられることが多く、神経衰弱や疲労、不眠などの症状に対して使います。
漢方薬としては人参湯、補中益気湯、十全大補湯などに配合されています。

【生薬名(生薬和名)】ニンジン(人参／紅参)
【基原植物】*Panax ginseng* C. A. Meyer (*Panax schinseng* Nees) (Araliaceae)
【薬用の部位】根
【科名】ウコギ科
【薬効成分】ギンセンノシド、β-エレメン
【開花期】5〜6月

麦門冬 （ばくもんどう／じゃのひげ）

おもな薬効：鎮咳作用、去痰作用、清熱作用
おもな漢方処方：麦門冬湯、竹茹温胆湯、
　　　　　　　　温経湯

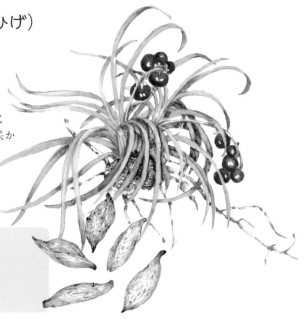

ジャノヒゲの根を集めたものを指します。ジャノヒゲは北
海道から九州の山地にかけて生息しています。白い花を咲か
せ青色の果実をつけます。おもに鎮咳作用や去痰作用が
あるため、乾いた咳症状や粘り気のある痰症状など
に用いられます。バクモンドウが配合される麦門冬
湯はかぜが長引くときや気管支炎などに使われます。

【生薬名(生薬和名)】バクモンドウ(麦門冬)
【基原植物】*Ophiopogon japonicus* Ker-Gawler (Liliaceae)
【薬用の部位】根の膨大部
【科名】ユリ科
【薬効成分】オフィオポゴニン、オフィオポゴノン
【開花期】8〜9月

半夏 （はんげ／からすびしゃく）

おもな薬効：健胃作用、制吐作用
おもな漢方処方：小半夏加茯苓湯、半夏厚朴湯、半夏瀉心湯

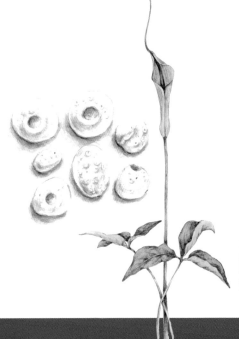

カラスビシャクの根茎を乾燥させたものを指します。カラスビシャ
クはおもに本州や北海道、中国、朝鮮半島などに生息しています。
生薬としては健胃作用、制吐作用を目的として使われています。
漢方薬としては半夏厚朴湯、半夏瀉心湯などが有名であり、医療用
としての利用頻度は高いです。

【生薬名(生薬和名)】ハンゲ(半夏)
【基原植物】*Pinellia ternata* Breitenbach (Araceae)
【薬用の部位】コルク層を除いた塊茎
【科名】サトイモ科
【薬効成分】ホモゲンチジン酸
【開花期】4〜5月

白朮 （びゃくじゅつ／おおばなおけら）

おもな薬効：利水作用、健胃作用

おもな漢方処方：四君子湯、補中益気湯

オケラ属のオオバナオケラなどの根茎を利用して生薬として使われ
てきました。オオバナオケラは日本各地の山あいや丘陵地に生
息し白い花を咲かせます。
健胃作用をもち、食欲不振や膨満感、下痢などに使われます。
さらに利水作用があることから水の代謝を改善し、むくみやめま
いなどにも使われます。

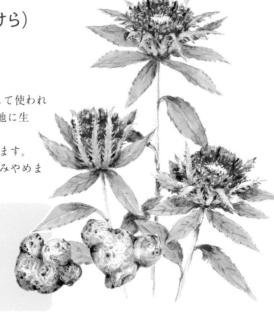

【生薬名(生薬和名)】ビャクジュツ(白朮)
【基原植物】*Atractylodes japonica* Koidzumi ex Kitamura
　　　　　または *A. macrocephala* Koidzumi
　　　　　(*A. ovata* De Candolle) (Compositae)
【薬用の部位】根茎
【科名】キク科
【薬効成分】アトラクチロン
【開花期】9～10月

茯苓 （ぶくりょう）

おもな薬効：利尿作用、鎮静作用

おもな漢方処方：桂枝茯苓丸、八味地黄丸、四君子湯啓脾湯、
　　　　　　　　　猪苓湯、十全大補湯

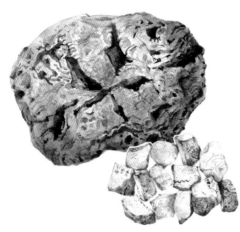

サルノコシカケの一種であるマツホドの菌核から外層を取り除いた
ものを指します。
中国での栽培が盛んで日本国内での生産はわずかです。
利水作用をもち、体にたまった水の排泄を促進します。
漢方薬としては五苓散などに配合され、めまいや二日酔いに用いた
り、桂枝茯苓丸としてむくみや頭痛などを改善します。

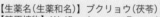

【生薬名(生薬和名)】ブクリョウ(茯苓)
【基原植物】*Wolfiporia cocos* Ryvarden et Gilbertson
　　　　　(*Poria cocos* Wolf) (Polyporaceae)
【薬用の部位】菌核。通例、外層をほとんど除いたもの
【科名】サルノコシカケ科
【薬効成分】パキマン、エブリコ酸
【開花期】なし

おもな生薬とその薬効

附子（ぶし／とりかぶと）

おもな薬効：鎮痛作用、強心作用
おもな漢方処方：八味地黄丸、真武湯、四逆湯

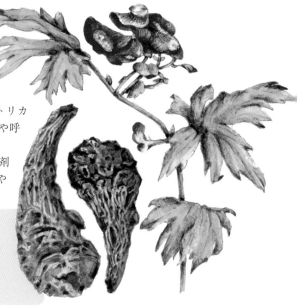

トリカブトの塊根を乾燥させたものをブシといいます。トリカブトは有毒植物として有名であり、アコニチンによる嘔吐や呼吸困難を引き起こすといわれています。
生薬には鎮痛作用や血液循環を改善する作用があり、附子剤として漢方薬に配合されます。医薬品としては八味地黄丸や真武湯などが有名です。

【生薬名(生薬和名)】ブシ(加工ブシ)
【基原植物】*Aconitum carmichaeli* Debeaux
　　　　　　または *A. japonicum* Thunberg (Ranunculaceae)
【薬用の部位】塊根
【科名】キンポウゲ科
【薬効成分】アコニチン、アチシン
【開花期】8月

防已（ぼうい／おおつづらふじ）

おもな薬効：鎮痛作用、利水作用、駆瘀血作用
おもな漢方処方：防已黄耆湯、疎経活血湯

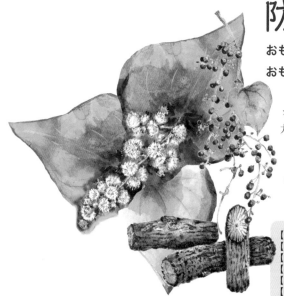

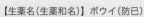

オオツヅラフジの根茎や茎を用います。オオツヅラフジは四国や九州、沖縄を中心に生息し、開花期には白い花を咲かせます。
薬効成分はシノメニンであり、リウマチや関節炎の治療に使われてきました。漢方薬としては防已黄耆湯が有名であり、体から余分な水を取り除き、むくみを解消するといわれています。

【生薬名(生薬和名)】ボウイ(防已)
【基原植物】*Sinomenium acutum* Rehder et Wilson (Menispermaceae)
【薬用の部位】つる性の茎及び根茎
【科名】ツヅラフジ科
【薬効成分】シノメニン、メニスダウリリド
【開花期】6〜7月

防風 （ぼうふう）

おもな薬効：消炎作用、鎮痛作用
おもな漢方処方：荊芥連翹湯、疎経活血湯

根と根茎を用いて生薬として使います。中国がおもな生産地であり、日本に輸入されています。夏ごろに白い小さな花を咲かせます。日本薬局方に登録されており消炎作用、鎮痛作用をもっています。漢方薬としては十味敗毒湯、防風通聖散などに配合されており、医療用医薬品にも使われています。

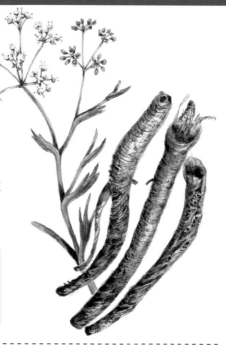

【生薬名（生薬和名）】ボウフウ（防風）
【基原植物】*Saposhnikovia divaricata* Schischkin (Umbelliferae)
【薬用の部位】根及び根茎
【科名】セリ科
【薬効成分】クマリン誘導体、クロモン誘導体
【開花期】7月

牡丹皮 （ぼたんぴ／ぼたん）

おもな薬効：消炎作用、鎮痛作用、駆瘀血作用
おもな漢方処方：桂枝茯苓丸、大黄牡丹皮湯、八味地黄丸

ボタンは中国原産でありピンク色や赤色の花を咲かせます。古くから観賞用として親しまれており、江戸庶民の間でも人気がありました。ボタンの根皮を用いた生薬をボタンピと呼び、消炎作用、止血作用、鎮痛作用などがあるといわれています。漢方薬としては婦人用薬として使われており、生理痛や子宮内膜症に効果があります。

【生薬名（生薬和名）】ボタンピ（牡丹皮）
【基原植物】*Paeonia suffruticosa* Andrews (*P. moutan* Sims) (Paeoniaceae)
【薬用の部位】根皮
【科名】ボタン科
【薬効成分】ペオノール、ペオニフロリン
【開花期】4月

牡蛎 （ぼれい）

おもな薬効：鎮静作用

おもな漢方処方：安中散、柴胡加竜骨牡蛎湯

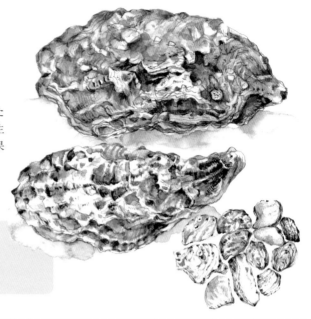

イタボガキやベッコウガキの貝殻を乾燥させすりつぶした
ものを生薬として用います。『神農本草経』に記載のある生
薬であり、精神を落ち着かせ神経のイライラを鎮める効果
があります。
安中散や柴胡加竜骨牡蛎湯に配合されています。

【生薬名(生薬和名)】ボレイ(牡蛎)
【基原動物】*Ostrea gigas* Thunberg (Ostreidae)
【薬用の部位】貝殻
【科名】イタボガキ科
【薬効成分】炭酸カルシウム、リン酸カルシウム

薏苡仁 （よくいにん／はとむぎ）

おもな薬効：鎮痛作用、排膿作用

おもな漢方処方：薏苡仁湯、麻杏薏甘湯、桂枝茯苓丸加薏苡仁

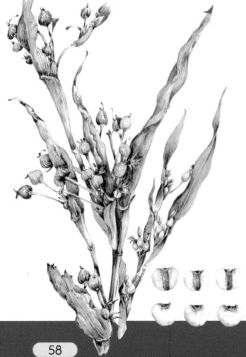

中国原産であり西日本を中心に栽培されています。ハトムギの種子
を原料として用います。薬用以外にもお茶やハーブティーの原料と
しても使われています。
消炎、鎮痛作用などがあり、リウマチや神経痛などに用いられてい
ます。ヨクイニンだけを配合した市販薬も販売されています。

【生薬名(生薬和名)】ヨクイニン(薏苡仁)
【基原植物】*Coix lacryma-jobi* Linné var. *mayuen* Stapf (Gramineae)
【薬用の部位】種皮を除いた種子
【科名】イネ科
【薬効成分】コイキセノリド、コイクソール
【開花期】7月

麻黄 （まおう／しなまおう）

おもな薬効：鎮咳作用、発汗作用

おもな漢方処方：葛根湯、麻黄湯、麻杏甘石湯、小青竜湯

中国やモンゴル、アフリカ、アメリカなど世界各地で見られます。日本では明治時代に長井長義が、マオウから主要成分のエフェドリンを発見し、国内の化学の発展に大きく貢献しました。マオウは気管支を拡げ咳を鎮める作用や、発汗作用をもつことから、呼吸器疾患をもつ人やかぜの初期症状に用いられます。

【生薬名(生薬和名)】マオウ(麻黄)
【基原植物】*Ephedra sinica* Stapf, *E. intermedia* Schrenk et C. A. Meyer
　　　　　　または *E. equisetina* Bunge (Ephedraceae)
【薬用の部位】地上茎　【科名】マオウ科
【薬効成分】エフェドリン　【開花期】5月

麻黄について

人間には、他の動物と同じく、飢餓や攻撃を受けるなど、緊急時に生き延びるためのしくみが多く備わっていますが、そのうちのひとつが「アドレナリンが引き起こす交感神経の興奮」です。交感神経は「闘争と逃避(fight and flight)の神経」とも呼ばれ、敵に襲われるなどのいざというとき、ストレス反応でアドレナリンが体内で放出されると、心拍数が上がる、脈拍が増大する、呼吸しやすくする、貯めた栄養を素早く消費する一方で、血液を呼吸に集中させるために末梢血管を収縮させるなど、戦ったり走って逃げたりするのに適したモードに体全体が切り替わります。麻黄の薬効成分であるエフェドリンは「アドレナリンに似た物質」として、このしくみに部分的に乗って作用し、末梢血管を収縮させる(充血除去／鼻づまりの解消など)、気管支平滑筋を弛緩させる(気管支拡張／気管支喘息の症状緩和など)といった効果を示すため、麻黄は古くより薬草として用いられてきました。

竜脳（りゅうのう）

おもな薬効：鎮痛作用

おもな漢方処方：救心、六神丸

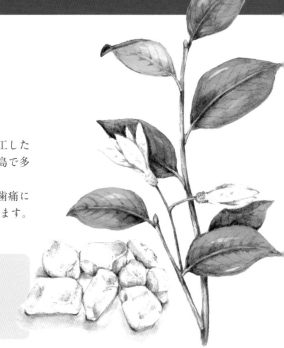

東南アジアに分布しているフタバガキ科の常緑樹の樹皮を加工したものを指します。薬効成分はボルネオールであり、ボルネオ島で多く産出することからこの名前がつきました。

香りが強く香料として使われてきたほか、薬用として頭痛や歯痛に用いられてきました。現在では救心や仁丹などに配合されています。

【生薬名(生薬和名)】リュウノウジュ（竜脳樹）
【基原植物】*Dryobalanops aromatica.*
【薬用の部位】塊茎
【科名】フタバガキ科
【薬効成分】ボルネオール
【開花期】なし

連翹（れんぎょう）

おもな薬効：解毒作用、消炎作用

おもな漢方処方：柴胡清肝湯、駆風解毒湯、荊芥連翹湯

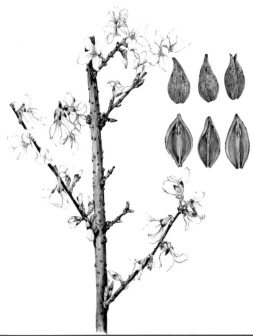

中国原産であり昔から日本でも栽培されてきました。黄色い花を咲かせ庭園を彩る観賞用としても親しまれています。

生薬としては果実を乾燥させたものを用い、解毒作用や消炎作用をもつといわれています。にきびや肌荒れ、腫れ物など炎症性疾患に用いられます。

柴胡清肝湯は、医療用医薬品としてもよく使われます。

【生薬名(生薬和名)】レンギョウ（連翹）
【基原植物】*Forsythia suspensa* Vahl（Oleaceae）
【薬用の部位】果実
【科名】モクセイ科
【薬効成分】オレアノール酸、ホルシチアシド
【開花期】2〜3月

鹿茸 （ろくじょう／しかのつの）

おもな薬効：滋養強壮

おもな漢方処方：鹿茸丸、鹿茸大補湯

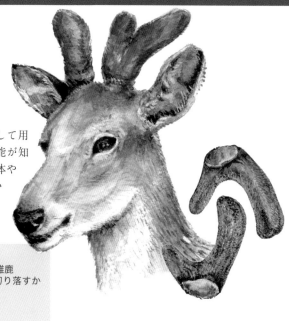

シカの雄がもつ角を切り取り、乾燥させたものを生薬として用います。『神農本草経』にも記載されており、古くから効能が知られてきました。おもな作用としては滋養強壮があり、体や神経の疲労を改善し、体の中からやる気を引き起こすといわれています。漢方薬としては鹿茸丸、鹿茸大補湯などに配合され健胃効果をもたらします。

【生薬名（生薬和名）】ロクジョウ（鹿茸）
【基原動物】*Cervis nippon* Temminck, *C. elaphus* L. などの各種雄鹿
【薬用の部位】雄のまだ袋皮を脱していない幼角を鋸で基部から切り落すか
　　　　　　　（鋸茸）、または頭蓋骨を付けたまま調製する（砍茸）
【科名】シカ科
【薬効成分】パントクリン、リン酸カルシウム、炭酸カルシウム

奈良の鹿について

シカといえば奈良。奈良公園でのんびりくつろぐシカの姿をみて和んだり、こわごわシカせんべいをあげたり、また、道路をふつうに歩いている姿を見て驚いたりしたことがあるかもしれません。奈良では、シカは神の使い「神鹿」として大切に保護されていますが、この奈良のシカは、いつ頃、どこから来たのでしょうか。日本に現存する最古の歌集『万葉集』に奈良のシカを詠んだ歌があることから、7世紀後半には奈良にいたといわれています。しかし、もともと奈良にいたというわけではなく、約1300年前、奈良の春日大社創建のときに、常陸国（現在の茨城県）の鹿島神宮のご祭神である武甕槌命の分霊を、白鹿の背中に乗せて奈良の三笠山に移動させたといわれています。その様子は『春日鹿曼荼羅』に描かれていて、今に伝えられています。神を背に乗せて運んだことから、奈良ではシカが「神鹿」として崇められ、今も大切に保護されているのです。

「甘草」「麻黄」「大黄」は他の薬との併用に注意！

　「効き目がやさしい」「副作用がない」「サプリより効き目が強い程度」と気軽に漢方薬を手に取るお客様は珍しくありません。「生薬は自然由来で作用も穏やかな気がする」というイメージから誤解をしている人が多いのです。しかし実際は、病院で処方される薬にも伝統的な生薬から成分を抽出しているものや、生薬の薬効成分を化学的に合成して作られるものも少なくありません。そこで、漢方薬を販売する際に気をつけたいのが「病院の処方薬と同じ成分が含まれている漢方薬」と「すでに病院で処方されている薬」との併用です。知らずに併用した結果、薬効成分の摂取が過剰となり副作用に見舞われたという事例もあり、厚生労働省が発表している「（登録販売者の）試験問題作成に関する手引き」ではとくにカンゾウ（甘草）・マオウ（麻黄）・ダイオウ（大黄）・ブシ（附子）を含む漢方薬の取扱いには注意が必要、と呼びかけています。これらが含まれる漢方薬の購入を相談された場合には、お客様が現在服用している病院の処方薬やOTC薬がないか、服用しているとしたらどのような薬かなど、丁寧な聞き取りが大切です。

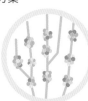
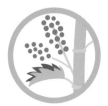

生薬名	薬効成分名	効　能	同成分が含まれるおもな薬
カンゾウ（甘草）	グリチルリチン	・抗アレルギー ・抗炎症（口内炎含む） ・湿疹／皮膚炎の改善 ・肝機能異常の改善（慢性肝疾患）など	処方）グリチロン配合錠 処方）ネオファーゲンC配合 処方）ニチファーゲン配合錠　OTC）トラフル OTC）エスタックイブTT、ルルアタックTRなど、おもにのどの炎症を鎮める目的でグリチルリチン酸が配合されたかぜ薬　　　　　　　　など
マオウ（麻黄）	エフェドリン	・気管支拡張 ・鼻づまりの解消	処方）メチエフ　処方）カフコデN配合 OTC）新コンタックかぜ総合／プレコール持続性鼻炎カプセルなど、おもに気管支拡張により呼吸を楽にする、あるいは鼻づまりの改善を目的にメチルエフェドリンやプソイドエフェドリンが配合されたかぜ薬や鼻炎薬　　　　　　　　など
ダイオウ（大黄）	センノシド	・便秘の解消（刺激性下剤）	処方）プルゼニド　処方）センノシド OTC）コーラックハーブ　OTC）スルーラックなど、刺激性下剤でセンノシドが配合された便秘薬など ※常用すると耐性がついて効きにくくなる。服用量を自己判断で増やしてしまいがちなので要注意！

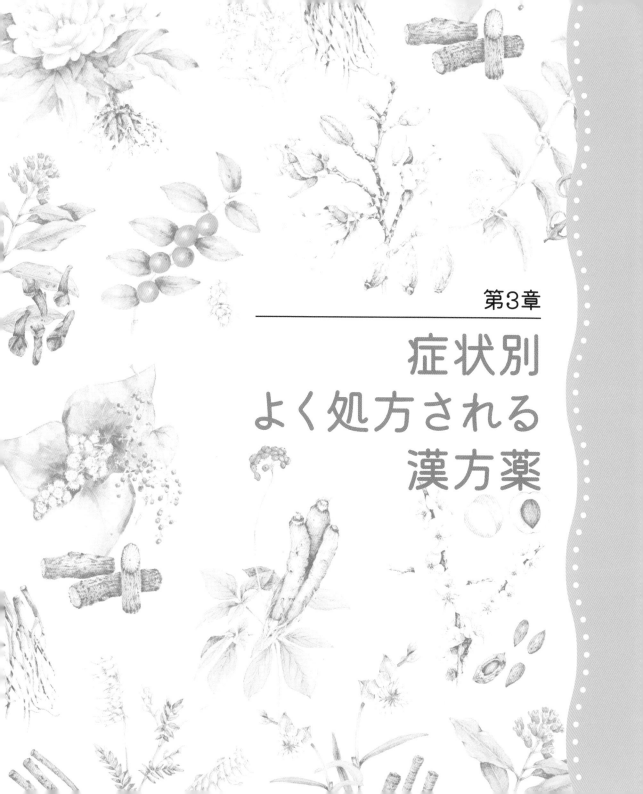

第3章

症状別
よく処方される
漢方薬

1 感冒（かぜ）

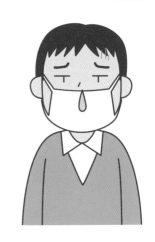

感冒（かぜ）の症状

　東洋医学では、不調をきたす**外的要因**を6種類に分類し、総称して「六淫」といいます。

　6種それぞれは「邪」といい、①**寒邪**（極端に寒い冬、冷夏、冷房などによる冷やし過ぎ）、②**風邪**（体の中を駆けめぐる邪気）、③**湿邪**（多湿による水分代謝異常を引き起こす）、④**燥邪**（体内を乾燥させる邪気）、⑤**暑邪**（暑さへの心身ストレス）、⑥**熱邪**（高熱などを引き起こす邪気）があります。

【6つの邪の図】
季節などに応じて外から侵入する

寒
冷える
悪寒・発熱・頭痛

風
風が通る
咳・くしゃみ・鼻づまり

燥
乾燥する
鼻やのどの渇き

湿
水がたまる
胃腸の不調・鼻水・関節痛

暑
熱がこもる
発熱・渇き・イライラ感

熱
炎症がおこる
高熱・血尿・腫れ・のぼせ

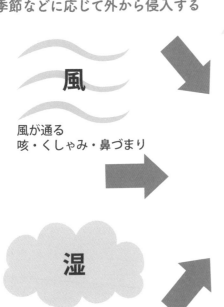

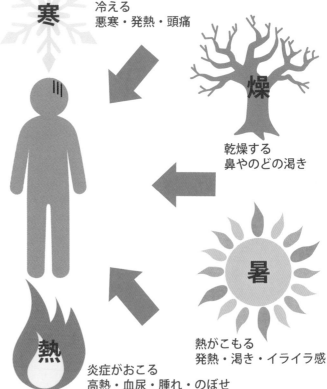

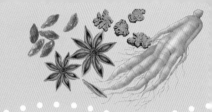

　感冒（かぜ）は、文字通り「風邪」がからだに入り込み発症すると考えられ、この風邪は暦上の「春」をまたいで活発になるといわれます。

　風邪自体はくしゃみや咳を引き起こしますが、感冒はこの風邪といっしょに、

・**寒邪**（寒気から**頭痛**、悪寒、**発熱**を引き起こす）
・**湿邪**（水分代謝異常から**鼻水**、胃腸の**失調**、関節痛などを引き起こす）
・**熱邪**（高熱や血尿などを引き起こす）

が体内に侵入し、それを**風邪が体中にめぐらせる**ことで、さまざまな症状が発症するとされ、どの症状が強いかによって、適したお薬も異なります。

　なお、現代では、すべての疾患・症状に漢方で対応するわけではありません。また、風邪向けのお薬は漢方・OTC を問わず、症状を緩和する「対症療法薬」が中心です。OTC 薬には効き目が強い、あるいは眠くなりにくいなどの工夫されている商品も多いので、お客様のニーズを細かく聞き取り、広い選択肢の中から選ぶ姿勢も大切でしょう。

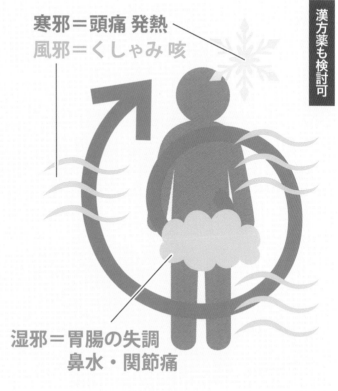

寒邪＝頭痛 発熱
風邪＝くしゃみ 咳

漢方薬も検討可

湿邪＝胃腸の失調
鼻水・関節痛

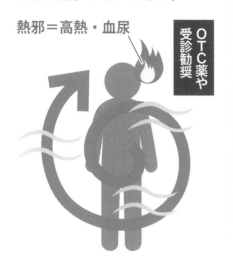

熱邪＝高熱・血尿

ＯＴＣ薬や
受診勧奨

感冒（かぜ）の漢方薬

「かぜをひいたようなのでお薬がほしい。漢方薬でよいものはないか…」と相談された場合、まず主訴（一番つらい症状）はなにかを聞き取ります。かぜのひき始めで訴えが多い症状は、**頭痛、咳、鼻水・鼻づまり**ですが、たとえば、同じ頭痛でも「汗をかくか・かかないか」で不調の原因が異なると考え、漢方では適するお薬の種類も異なってくるので注意が必要です。

なお、悪寒や関節痛を伴う咳症状が強く、症状が進むにつれて高熱が予想される**インフルエンザなどが疑われる場合には受診勧奨を行いましょう。**

●**感冒（かぜ）のひき始めの漢方薬チャート**

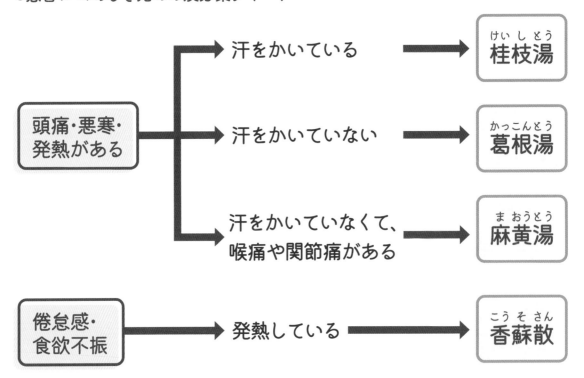

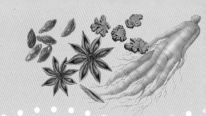

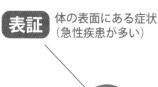

表証 体の表面にある症状
（急性疾患が多い）

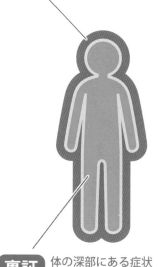

裏証 体の深部にある症状
（慢性疾患が多い）

漢方には２つのタイプの解熱剤がある

　熱を下げることを、漢方薬の世界では「解表」といいます。体の表面に症状としてあらわれている(表証)熱を下げるうえで、漢方薬には

　① **体を温め血管を拡張し、発汗を促す**

　② **体を冷やして熱を下げる**

と２つのアプローチがあって、①のお薬を辛温解表剤(代表薬：葛根湯)、②のお薬を辛涼解表剤(代表薬：銀翹散)といいます。

　体を温めて発汗させるか、とにかくまず冷やすかは、発熱の種類で判断します。

悪寒 ＞ 発熱で関節痛あり＝風寒表証⇒温める

悪寒 ＜ **発熱**でのどの痛みあり＝風熱表証⇒冷やす

●**感冒（かぜ）の中期・ひき終わりの漢方薬チャート**

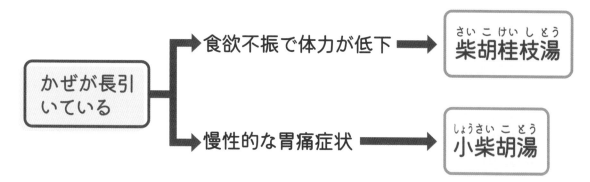

かぜが長引いている → 食欲不振で体力が低下 → **柴胡桂枝湯**（さいこけいしとう）

かぜが長引いている → 慢性的な胃痛症状 → **小柴胡湯**（しょうさいことう）

桂枝湯 （けいしとう）

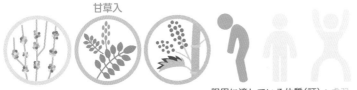

甘草入

服用に適している体質(証)：虚弱

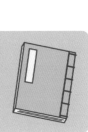

汗がでてる にゃ

期待される作用

発汗促進作用により、汗をかかせて熱を抑える。
鎮痛作用で痛みや咳を和らげる。

■こんな症状のときに
かぜのひき始めで、悪寒・発熱・頭痛・関節痛を伴う場合。
汗がよく出る。

■注意点
比較的体力が保たれている**中等度・充実タイプの人には
不向き**。かぜの中期以降は使用しない。
甘草による副作用が起こることがある。

■併用禁忌
特になし

■処方
|医療用| ツムラ　クラシエ薬品　コタロー　オースギ
|一般用| ツムラ

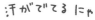

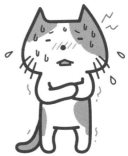

配合の生薬

桂皮…発汗促進作用
芍薬…鎮痛作用
大棗…強壮作用
甘草…抗炎症作用
生姜…血行促進作用

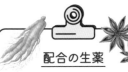

漢方薬の蘊蓄 - 桂枝湯 -

　桂枝湯は、体力が低下した虚弱タイプの人に使われる。主薬の桂皮の発汗作用は
麻黄との組み合わせで強力になるため「麻黄湯」は体力のある人に使用するが、芍薬
と組み合せた「桂枝湯」はすでに汗をかいている人にさらに優しく汗をかかせる。処
方の見極めの際は、体力を聞き取る。

葛根湯 （かっこんとう）

麻黄入　甘草入

服用に適している体質（証）：中等度　充実

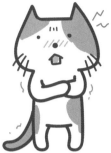

汗はでないにゃ

期待される作用

発汗促進作用により、汗をかかせて熱を下げる。
鎮痛・抗炎症作用で痛みや炎症を和らげてかぜの症状を
抑える。

■こんな症状のときに
　かぜのひき始めで、悪寒・発熱・頭痛がある場合。首の後
　ろから背中にかけてのこわばりや肩こり・寒気を伴う場合。
　汗をかいていない。

■注意点
　疲労感が強く、手足が冷える**虚弱タイプの人には不向き**。
　かぜの中期以降は使用しない。
　甘草による副作用が起こることがある。

■併用禁忌
　特になし

■処方
　医療用　ツムラ　クラシエ薬品　コタロー　オースギ　テイコク
　一般用　ツムラ　クラシエ薬品　JPS

配合の生薬

葛根…鎮痛作用
大棗…強壮作用
麻黄…鎮咳・鎮痛作用
桂皮…発汗促進作用
甘草…抗炎症作用
芍薬…鎮痛作用
生姜…血行促進作用

漢方薬の蘊蓄 −葛根湯−

　「かぜの初期症状には葛根湯」といわれるほど、最も親しまれている漢方薬。「葛
根湯医者」という江戸時代を舞台とした落語では、かぜから骨折に至るまでどんな人
にも葛根湯を使用するコミカルな噺が作られるほど幅広く使われる。体力が保たれ
汗のないことを確認して、葛根湯医者のようにならないよう注意。

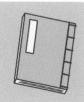

麻黄湯（まおうとう）

 麻黄入　 甘草入　　

服用に適している体質(証)：充実

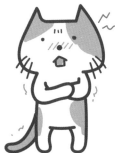 汗はでないにゃ

期待される作用

発汗促進作用によりからだを温めて汗をかかせて熱を抑える。

鎮咳・去痰作用で咳を抑え、のどの痛みや痰を和らげる。

■こんな症状のときに

かぜのひき始めで、悪寒・発熱・頭痛・からだのふしぶしの痛み、関節痛がある場合。また、咳や気管支炎を伴う場合。汗をかいていない。

■注意点

疲労感が強く、手足が冷える**虚弱タイプの人には不向き**。

かぜの中期以降は使用しない。

甘草による副作用が起こることがある。

■併用禁忌

特になし

■処方

医療用　ツムラ　クラシエ薬品　コタロー　テイコク

一般用　ツムラ　クラシエ薬品　JPS

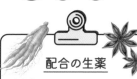

配合の生薬

麻黄…鎮咳・鎮痛作用
（まおう）

桂皮…発汗促進作用
（けいひ）

杏仁…鎮咳・去痰作用
（きょうにん）

甘草…抗炎症作用
（かんぞう）

漢方薬の蘊蓄（うんちく）－麻黄湯（まおうとう）－

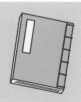

　麻黄湯の漢方薬としての歴史は古い。後漢時代に編纂された漢方医学の古典『傷寒論』には、「皮膚閉じて汗なく、邪、骨節に迫りて疼痛、脈浮緊」の場合に麻黄湯を使用すると記されている。当時から「汗なく」とあるように、汗はかいていないことが処方の見極めポイント。

香蘇散（こうそさん）

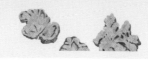

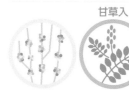 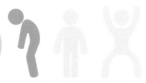

甘草入

服用に適している体質(証)：*虚弱*

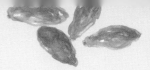

気分がよくないにゃ

期待される作用

健胃作用により、食欲や吐き気を改善して体力を補う。
鎮痛作用により、痛みや咳を鎮めて症状を和らげる。

■こんな症状のときに

かぜのひき始めで、食欲不振・悪寒を伴う場合。
神経質で気分があまりすぐれない人や、胃腸が弱い人、
高齢者や妊婦のかぜの場合。

■注意点

比較的体力が保たれている**中等度・充実タイプの人には
不向き。** かぜの中期以降は使用しない。
甘草による副作用が起こることがある。

■併用禁忌

特になし

■処方

医療用　ツムラ　コタロー　テイコク

一般用　クラシエ薬品　ウチダ

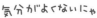
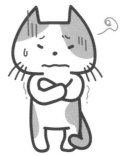

配合の生薬

香附子…鎮痛・健胃作用
こうぶ し

蘇葉…健胃作用
そ よう

陳皮…健胃・鎮咳作用
ちん ぴ

甘草…抗炎症作用
かんぞう

生姜…血行促進作用
しょうきょう

漢方薬の蘊蓄 − 香蘇散 −
うんちく　　　こう そ さん

　漢方の古典である中国医書『太平恵民和剤局方』に記述されている、香附子と蘇葉
（シソの葉っぱ）を主薬とした漢方薬。葛根湯や麻黄湯などで食欲不振を伴う"胃腸
が弱い"と考えられる人のかぜには、麻黄剤（麻黄を含む漢方薬）よりも香蘇散が適し
ている。虚弱体質で神経質な人にも効果的。

柴胡桂枝湯 （さいこけいしとう）

甘草入

服用に適している体質(証)：中等度

かぜが治らないにゃ

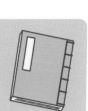

期待される作用

抗炎症作用により、発熱や長引く炎症を鎮める。
健胃作用で胃腸を元気にして体力を補い、食欲を増進させる。

■こんな症状のときに
　かぜをこじらせてしまい治りが遅く、下痢・発熱・吐き気
　がある場合。
　腹痛や食欲不振で胃腸が弱っており、体力が低下しているか
　中期から後期の場合。

■注意点
　体温が低く手足が冷える**寒邪タイプの人には不向き**。
　発熱がなく自汗のない場合にはあまり使用しない。
　甘草による副作用が起こることがある。

■併用禁忌
　特になし

■処方

`医療用` ツムラ　クラシエ薬品　コタロー　`一般用` ツムラ　クラシエ薬品

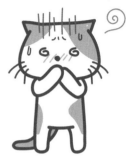

配合の生薬

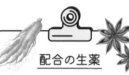

柴胡（さいこ）…解熱・鎮痛作用
半夏（はんげ）…去痰・制吐作用
黄芩（おうごん）…解熱・止瀉作用
甘草（かんぞう）…抗炎症作用
桂皮（けいひ）…発汗促進作用
芍薬（しゃくやく）…鎮痛作用
人参（にんじん）…健胃・強壮作用
生姜（しょうきょう）…血行促進作用
大棗（たいそう）…強壮作用

漢方薬の蘊蓄（うんちく）－柴胡桂枝湯（さいこけいしとう）－

　小柴胡湯と桂枝湯を半分ずつ混ぜて作られた漢方薬で、漢方医学の古典である『傷寒論』『金匱要略』にも記述されている。「傷寒六七日、発熱微悪寒、支節煩疼、微嘔、心下支結、外証未だ去らざる」場合に使用する。当時から「六七日～未だ去らざる」とある通り、長引くかぜに用いる。

小柴胡湯（しょうさいことう）

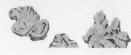
かぜが治らないにゃ

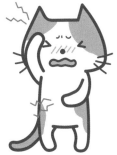

甘草入

服用に適している体質(証)：中等度

期待される作用

抗炎症作用により、発熱や長引く炎症を鎮める。
鎮痛作用で痛みを和らげる。

■こんな症状のときに
　かぜの中期から後期で、**長引く頭痛や微熱、食欲不振や胃痛、吐き気の症状を伴う場合**。
　脇腹からみぞおちにかけて苦しい慢性の胃腸症状があるとき。

■注意点
　疲労感が強く、体力が衰えている虚弱タイプの人には不向き。
　肝硬変や肝癌の人には禁忌。間質性肺炎の恐れあり。
　甘草による副作用が起こることがある。

■併用禁忌
　インターフェロン製剤(肝炎などの治療薬)

■処方
　医療用　ツムラ　クラシエ薬品　コタロー　オースギ　テイコク
　一般用　ツムラ　クラシエ薬品

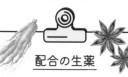

配合の生薬

柴胡（さいこ）…解熱・鎮痛作用
半夏（はんげ）…去痰・制吐作用
黄芩（おうごん）…解熱・止瀉作用
大棗（たいそう）…強壮作用
人参（にんじん）…健胃・強壮作用
甘草（かんぞう）…抗炎症作用
生姜（しょうきょう）…血行促進作用

漢方薬の蘊蓄（うんちく）－小柴胡湯（しょうさいことう）－

　柴胡という炎症を抑える生薬を主薬とした漢方。大柴胡湯という一字違いの漢方も存在する。大小の「小」であるように、比較的症状が軽い人に向いている。漢方の中では珍しく「併用禁忌」が設定されており、併用すると重篤な肺炎の副作用を強める可能性があるので、必ず併用薬を確認する。

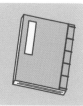

2 鎮痛

痛みの症状

　痛みと一口に言っても、頭痛、関節痛、筋肉痛、腰痛、腹痛、歯痛など、その種類はさまざまです。東洋医学では、痛みは内的要因ばかりではなく、**外から「邪(→ p.64)」が侵入することでも引き起こされる**と考えます。中でも寒邪・風邪・湿邪が大きく関係しているといわれ、**単体ではなく複数の邪が重なって痛みが発生する**と位置づけています。

頭痛

　頭痛のタイプは一つではなく、慢性頭痛、片頭痛、群発頭痛などさまざまあります。東洋医学においては、痛みの特徴や発生条件によって**風邪＋寒邪**によるもの、**風邪＋熱邪**によるもの、**風邪＋湿邪**によるものなどと分類し、それぞれの症状に合った漢方薬を処方します。

　梅雨や台風の季節に発症しやすい頭痛やめまい、倦怠感などは、最近では「**天気痛(気象病)**」の一つに数えられ、**漢方薬が選択されやすい傾向にあります**。東洋医学では、この天気痛を風邪と湿邪により全身の水のめぐりが悪くなる**水滞**からくるものと考え、**水のめぐりをよくする五苓散**がよく用いられます。

【頭痛の種類と外的要因】

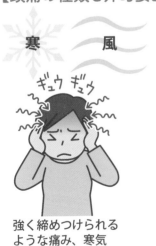

強く締めつけられる
ような痛み、寒気

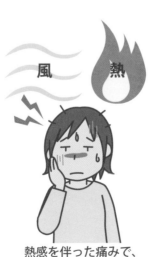

熱感を伴った痛みで、
のどの痛みも出る

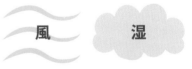
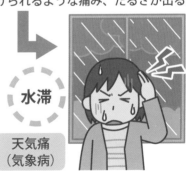

天気が悪くなると、頭が重く締めつけられるような痛み、だるさが出る

水滞

天気痛
(気象病)

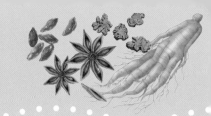

関節痛・筋肉痛

東洋医学では、**関節痛・筋肉痛を引き**起こす外的要因はおもに**風邪**と**湿邪**であるととらえています。風邪により身体が冷やされ気血のめぐりが悪くなり、さらに湿邪によって体内の水分代謝の異常が生じて痛みが生じる、という考え方です。

気候や季節といった外的要因に拠らず、**常時痛みを生じるような関節痛**については、その人が恒常的に**水滞**の状態にあって、関節に水がたまり続けていると位置づけます。治療としては、痛みや炎症の対応のほか、そもそもの原因である水滞を改善するために、気血のめぐりをよくする漢方薬を処方したりします。

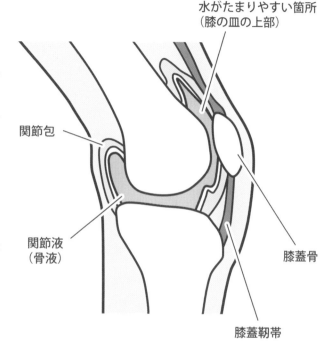

水がたまりやすい箇所
（膝の皿の上部）

関節包

関節液
（骨液）

膝蓋骨

膝蓋靭帯

知っトク かんぽう！

こむら返りの特効薬

急に下肢がけいれんして痛むこむら返りは、運動中や就寝中の発汗などで脱水と冷えにより起こることがあります。東洋医学では、**血**が不足している**血虚**の状態で生じると考えられています。**芍薬甘草湯**は、こむら返りが起こってから飲むと、数分で効果があらわれ痛みが和らぎます。水なしで服用できるチュアブル剤も発売されています。

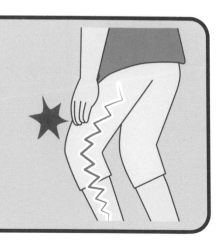

鎮痛の漢方薬

　「痛みが治まるお薬がほしい」と相談された場合、痛みの原因はさまざまであることを考慮して、「どこが、どのように、いつ頃から」痛むのかを丁寧に聞き取ります。痛む場所、痛みの程度、体質によりお薬の種類は異なります。

●頭痛の漢方薬チャート

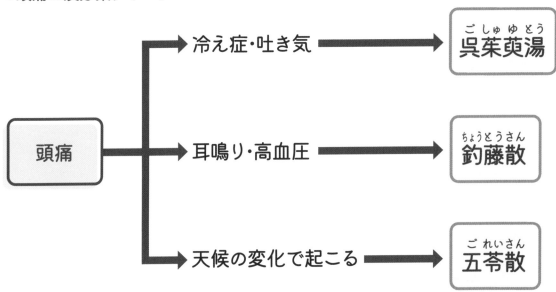

※感冒（かぜ）による頭痛については p.66 参照

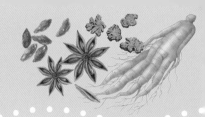

●関節痛・筋肉痛の漢方薬チャート

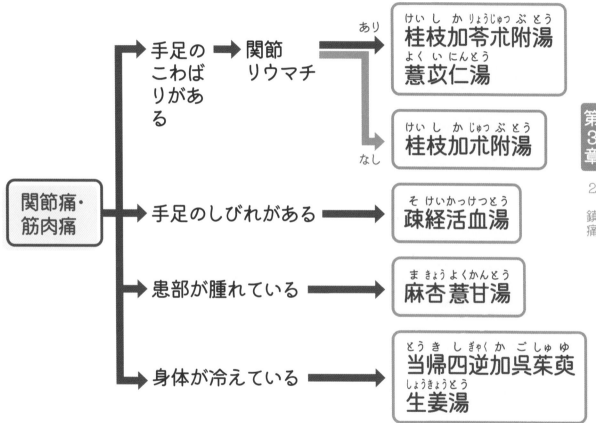

関節痛・筋肉痛

手足のこわばりがある → 関節リウマチ
- あり → 桂枝加苓朮附湯（けいしかりょうじゅつぶとう）／薏苡仁湯（よくいにんとう）
- なし → 桂枝加朮附湯（けいしかじゅつぶとう）

手足のしびれがある → 疎経活血湯（そけいかっけつとう）

患部が腫れている → 麻杏薏甘湯（まきょうよくかんとう）

身体が冷えている → 当帰四逆加呉茱萸生姜湯（とうきしぎゃくかごしゅゆしょうきょうとう）

●筋肉のけいれんの漢方薬チャート

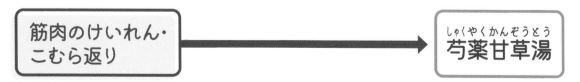

筋肉のけいれん・こむら返り → 芍薬甘草湯（しゃくやくかんぞうとう）

呉茱萸湯 (ごしゅゆとう)

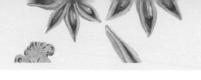

ずっと頭痛がするにゃ

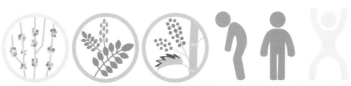

服用に適している体質(証)：虚弱　中等度

期待される作用

鎮痛作用で、習慣性の頭痛を和らげ予防する。
利水作用で余分な水分を排泄し、体内の水分の滞りを改善する。

■こんな症状のときに
　冷え性で中等度以下まで体力が低下した習慣性のズキズキ
　する頭痛・片頭痛がある場合。
　吐き気を伴う頭痛がある場合。

■注意点
　体力が保たれた**充実タイプの人にはあまり効果がない**。
　高血圧や熱がある場合の頭痛には使用しない。

■併用禁忌
　特になし

■処方
　医療用　ツムラ　コタロー
　一般用　クラシエ薬品

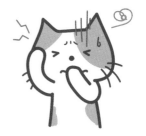

配合の生薬

大棗(たいそう)…利水・鎮痛作用
呉茱萸(ごしゅゆ)…健胃・制吐作用
人参(にんじん)…健胃・強壮作用
生姜(しょうきょう)…血行促進作用

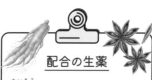

漢方薬の蘊蓄(うんちく) －呉茱萸湯(ごしゅゆとう)－

　漢方医学の古典である『傷寒論』に記載されている処方。古来から「乾嘔して、涎沫を吐し、頭痛する者」に使われており、嘔気(はきけ)を伴う頭痛や、発作性の激しい片頭痛の場合に適しているとされる漢方薬。健胃作用をもつ呉茱萸が主薬のため、胃腸の弱い虚弱タイプに使いやすい。

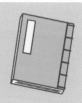

釣藤散 （ちょうとうさん）

  甘草入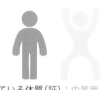

服用に適している体質(証)：中等度

ずっと頭痛がするにゃ

期待される作用

鎮静作用で、慢性的な痛みを和らげる。
血圧降下作用があり、高血圧に伴う諸症状を改善する。
利水作用で余分な水分を排泄し、体内の水分の滞りを改善する。

■こんな症状のときに
中等度またはやや体力が低下した、**中年以降の人や高齢者が慢性頭痛を感じる場合。**イライラ・不眠を感じたり、早朝高血圧で耳鳴りや頭痛を感じる場合。

■注意点
体力が保たれた**充実タイプの人にはあまり効果がない。**
低血圧や手足の冷えがある人には向かない。
甘草による副作用が起こることがある。

■併用禁忌
特になし

■処方
`医療用` ツムラ
`一般用` ツムラ　クラシエ薬品

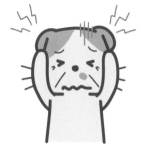
配合の生薬

石膏、菊花(せっこう、きくか)…鎮静作用
釣藤鈎(ちょうとうこう)…血圧降下作用
陳皮(ちんぴ)…健胃作用
半夏(はんげ)…制吐作用
麦門冬(ばくもんどう)…抗不安作用
茯苓(ぶくりょう)…利水作用
人参(にんじん)…強壮作用
防風(ぼうふう)…止血作用

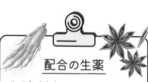
甘草(かんぞう)…抗炎症作用
生姜(しょうきょう)…血行促進作用

漢方薬の蘊蓄(うんちく) −釣藤散(ちょうとうさん)−

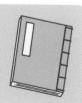

　中国南宋時代の医学書『普済本事方』に「肝厥頭暈を治し、頭目を清する」とあるように、肝の邪によって起こるイライラや眩暈、頭痛や目の充血などに効果があるとされている漢方薬。頭痛だけでなく、鎮静作用のある生薬を含むため認知症の諸症状にも効果があるといわれていて、まさに高齢者向けの処方。

五苓散 （ごれいさん）

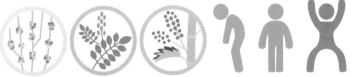

服用に適している体質(証)：虚弱　中等度　充実

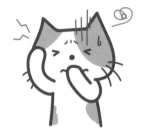

ずっと頭痛がするにゃ

期待される作用

利水作用により、体内の水分バランスをととのえる。排尿トラブル、めまい、むくみの改善などさまざまな効果が期待される。

■**こんな症状のときに**

尿量が減少傾向で、めまいや浮腫、食欲不振があるとき。気圧の変化に伴う頭痛(天気痛)などがあるとき。二日酔いに使われる漢方の代名詞。

■**注意点**

幅広い体質の人に使うことができるため特別の注意はないが、利水作用に伴う**脱水症状などには注意**。

■**併用禁忌**

特になし

■**処方**

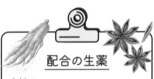

配合の生薬

沢瀉(たくしゃ)…利水作用
蒼朮(白朮)(そうじゅつ はくじゅつ)…利水作用
茯苓(ぶくりょう)…利水作用
桂皮(けいひ)…発汗促進作用
猪苓(ちょれい)…利水作用

| 医療用 | ツムラ　クラシエ薬品　コタロー　テイコク |
| 一般用 | ツムラ　クラシエ薬品　コタロー　ロート　JPS |

漢方薬の蘊蓄(うんちく) －五苓散(ごれいさん)－

　漢方医学の古典『傷寒論』『金匱要略』に収載されており、水湿内停という体内で水が滞っている"水滞"の証によく用いられる漢方。尿量を鑑別ポイントとすることが多いが、排尿トラブルや眩暈以外にも、天気の変化によって現れる頭痛や二日酔いにも応用されるなど、非常に幅広く使われている。

桂枝加苓朮附湯 （けいしかりょうじゅつぶとう）

   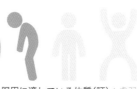

甘草入

服用に適している体質(証)：虚弱

手足がこわばるにゃ

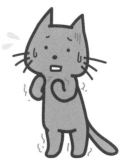

期待される作用

鎮痛・抗炎症作用で炎症を鎮めて、痛みを和らげる。
利水作用で余分な水分を排泄し、体内の水分の滞りを改善する。

■**こんな症状のときに**
冷え性で体力低下し、手足のこわばりや関節痛がある場合。
寒さで痛みが強くなったり、浮腫を伴う傾向がある場合。
関節リウマチでも用いられる。

■**注意点**
体力がしっかりある**充実タイプの人には不向き**。
体を温めるため、暑がり・赤ら顔の人には使用を避ける。
甘草による副作用が起こることがある。

■**併用禁忌**
特になし

■**処方**

| 医療用 | クラシエ薬品　オースギ |
| 一般用 | クラシエ薬品 |

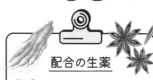

配合の生薬

桂皮（けいひ）…発汗促進作用
芍薬（しゃくやく）…鎮痛作用
大棗（たいそう）…強壮作用
甘草（かんぞう）…抗炎症作用
生姜（しょうきょう）…血行促進作用
蒼朮（そうじゅつ）…利水作用
附子（ぶし）…鎮痛・強心作用
茯苓（ぶくりょう）…利水作用

漢方薬の蘊蓄（うんちく）ー桂枝加苓朮附湯（けいしかりょうじゅつぶとう）ー

　江戸中期の漢方医、吉益東洞が桂枝加朮附湯にさらに「茯苓」を加えて、利水作用をより高めたもの。彼の著書『方機』に「湿家、眼目明らかならざる者、或は耳聾、或は肉瞤筋惕（にくじゅんきんてき）する者、桂枝加苓朮附湯之を主る」と記載があるように、冷え性でめまいや耳鳴を伴う人により効果的とされる。

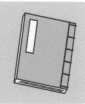

薏苡仁湯 （よくいにんとう）

 麻黄入
 甘草入

服用に適している体質(証)：中等度

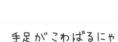
手足がこわばるにゃ
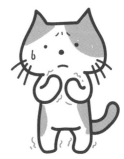

期待される作用

鎮痛・抗炎症作用で炎症を鎮めて、痛みを和らげる。
しびれやむくみにも用いることがあり、利水作用で体内の
水分の滞りを改善する。

■こんな症状のときに
体力はある程度保たれており、慢性的な関節・筋肉の痛み
がある場合。関節リウマチでも用いられる。
手足のこわばりや関節痛があり、水毒体質がある場合。

■注意点
疲労感が強く、体力が衰えている**虚弱タイプの人には不向き**。
心臓に持病がある人や、汗かきの人にも使用を避ける。
甘草による副作用が起こることがある。

■併用禁忌
特になし

■処方

医療用　ツムラ　オースギ

一般用　クラシエ薬品

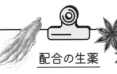

配合の生薬

薏苡仁…消炎・鎮痛作用
_{よくいにん}

蒼朮…利水作用
_{そうじゅつ}

当帰…補血・鎮痛作用
_{とうき}

麻黄…鎮咳・鎮痛作用
_{まおう}

桂皮…発汗促進作用
_{けいひ}

芍薬…鎮痛作用
_{しゃくやく}

甘草…抗炎症作用
_{かんぞう}

漢方薬の蘊蓄 －薏苡仁湯－

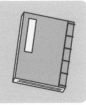

　中国明代の漢方医である皇甫中の『明医指掌』の処方で、麻黄剤(麻黄を含む漢方
薬)の一つ。麻黄は他の生薬との組み合わせにより効果が変わる珍しい生薬だが、
薏苡仁と組み合わせることで"鎮痛作用"を示す。「寒湿痺痛は苡仁湯」との記載から、
冷えや浮腫で水の流れが悪い証の痛みに効果的である。

桂枝加朮附湯 （けいしかじゅつぶとう）

甘草入

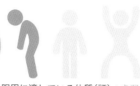

服用に適している体質(証)：虚弱

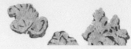 手足がこわばるにゃ

期待される作用

鎮痛・抗炎症作用で炎症を鎮めて、痛みを和らげる。
利水作用で余分な水分を排泄し、体内の水分の滞りを改善する。

■こんな症状のときに
冷え性で体力低下し、手足のこわばりや関節痛、神経痛がある場合。寒さで痛みが強くなったり、浮腫を伴ったりする傾向がある場合。

■注意点
体力がしっかりある**充実タイプの人には不向き**。
体を温めるため、暑がり・赤ら顔の人には使用を避ける。
甘草による副作用が起こることがある。

■併用禁忌
特になし

■処方

医療用　ツムラ　コタロー　テイコク

一般用　ツムラ　クラシエ薬品

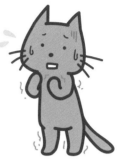
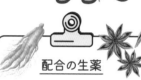

配合の生薬

桂皮(けいひ)…発汗促進作用
芍薬(しゃくやく)…鎮痛作用
大棗(たいそう)…強壮作用
甘草(かんぞう)…抗炎症作用
生姜(しょうきょう)…血行促進作用
蒼朮(そうじゅつ)…利水作用
附子(ぶし)…鎮痛・強心作用

漢方薬の蘊蓄(うんちく) －桂枝加朮附湯(けいしかじゅつぶとう)－

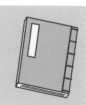

　江戸中期の漢方医、吉益東洞が『傷寒論』の処方から創作した漢方薬。その名の通り、桂枝湯に蒼朮と附子を加えた漢方で「湿家で骨節疼痛するもの」に用いるとされる。蒼朮は体内の余分な水分を払い、附子は体を温め痛みを取る作用があるため、冷えで痛みが増す関節痛などに使う。

疎経活血湯 （そけいかっけつとう）

  甘草入

服用に適している体質(証)：中等度

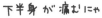
下半身 が 痛むにゃ

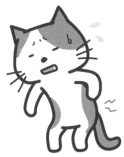

期待される作用

鎮痛作用で痛みを和らげる効果がある。
駆瘀血作用により血行や水分循環を改善することで、痛みを発散して治す。

■こんな症状のときに
体力中等度で、おもに腰から足にかけて慢性的に筋肉・関節・神経等が痛んだりしびれたりする場合。冷え性ではなく(あっても軽度)、代謝のよくない人の痛みに広く使われる。

■注意点
疲労感が強く、体力が衰えている**虚弱タイプの人には不向き**。
心臓に持病がある人や、汗かきの人にも使用を避ける。
甘草による副作用が起こることがある。

■併用禁忌
特になし

■処方
医療用　ツムラ　オースギ
一般用　クラシエ薬品　コタロー

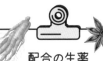

配合の生薬
芍薬,桃仁,威霊仙,羌活,
白芷…鎮痛作用
地黄…補血作用
川芎,当帰…補血・鎮痛作用
茯苓,蒼朮…利水作用
牛膝,防已…駆瘀血作用
陳皮…健胃・鎮咳作用
防風…止血作用
竜胆…抗炎症作用
甘草…抗炎症作用
生姜…血行促進作用

漢方薬の蘊蓄 −疎経活血湯−

　その名の通り、経路(身体の中の気血の通り道)の流れが滞った人の気血のめぐりをよくして、代謝をアップさせるという意味をもった漢方薬。中国の明代の医書『万病回春』が出典で「風寒湿熱を被り、……すなわち痛み筋絡を傷る」とされ、冷えのない湿邪の強い下半身の痛みに適している。

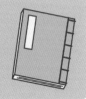

麻杏薏甘湯 （まきょうよくかんとう）

 麻黄入 甘草入

服用に適している体質(証)：中等度

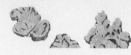

関節が腫れて痛いにゃ

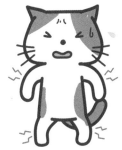

期待される作用

鎮痛・抗炎症作用で炎症を鎮めて、痛みを和らげる。
利水と消腫作用によって体内の水分の滞りも改善し腫れを
和らげる。

■こんな症状のときに

体力はある程度保たれている人の関節・筋肉の腫れによ
る痛みがある場合。関節痛、筋肉痛、神経痛などに用いる。
突然の激しい痛みよりも、腫れや痛みが軽度な場合。

■注意点

疲労感が強く、体力が衰えている**虚弱タイプの人には不向き**。
麻黄を含むため心臓に持病がある人、汗かきの人には使用を避ける。
甘草による副作用が起こることがある。

■併用禁忌

特になし

■処方

| 医療用 | ツムラ　クラシエ薬品　コタロー　オースギ |
| 一般用 | ツムラ |

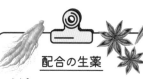

配合の生薬

麻黄…鎮咳・鎮痛作用
まおう

杏仁…鎮咳・去痰作用
きょうにん

薏苡仁…消炎・鎮痛作用
よくいにん

甘草…抗炎症作用
かんぞう

漢方薬の蘊蓄 －麻杏薏甘湯－
うんちく　　　　まきょうよくかんとう

　薏苡仁湯と同じく、麻黄と薏苡仁の組み合わせにより"鎮痛作用"を示す麻黄剤の
よくいにんとう
一つ。『金匱要略』に「風湿と名づくこの病、汗出でて風に当たるにより傷られ、或
は久しく冷を取るにより傷られて致す」との記載があり、冷え性で筋肉や関節の痛
みがある人に効果的。四つの構成生薬の各頭文字から命名されている。

当帰四逆加呉茱萸生姜湯 （とうきしぎゃくかごしゅゆしょうきょうとう）

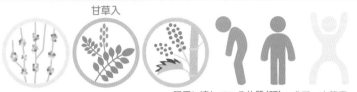

甘草入

服用に適している体質(証)：虚弱　中等度

下半身が冷えて痛むにゃ

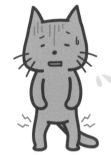

期待される作用

冷え症改善作用で体を温めて、手足の指先の冷えを取り除く。
鎮痛作用と冷え症改善作用の相乗効果で、冷えによる痛みを和らげる。

■ **こんな症状のときに**

冷え性で体力が衰えており、寒さで手足・下腹部・腰がより痛む場合。就寝時に手足が冷える場合。
下腹部や腰の手術後で、慢性的な痛みが続いている場合。

■ **注意点**

胃腸が弱い場合は不向き。
腎臓・心臓病等で利水薬を飲んでいる人は飲み合わせに注意。
甘草による副作用が起こることがある。

■ **併用禁忌**

特になし

■ **処方**

医療用　ツムラ　クラシエ薬品　コタロー　オースギ

一般用　クラシエ薬品

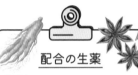

配合の生薬

大棗（たいそう）…強壮作用
桂皮（けいひ）…発汗促進作用
芍薬（しゃくやく）…鎮痛作用
当帰（とうき）…補血・鎮痛作用
木通（もくつう）…利水作用
甘草（かんぞう）…抗炎症作用
呉茱萸（ごしゅゆ）…冷え症改善作用
生姜（しょうきょう）…血行促進作用
細辛（さいしん）…解熱作用

漢方薬の蘊蓄（うんちく）－当帰四逆加呉茱萸生姜湯（とうきしぎゃくかごしゅゆしょうきょうとう）－

　その名の通り、四逆(四肢＜手足の末端＞から冷え逆流して体幹まで上ってくる)ほどの強い冷え性で虚弱な場合に適している。漢方医学の古典である『傷寒論』にも記載があるほど昔から"婦人病の万病薬"として使われており、女性の月経異常による痛みや更年期障害による諸症状を改善する。

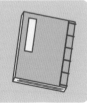

芍薬甘草湯 （しゃくやくかんぞうとう）

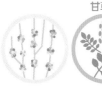 甘草入

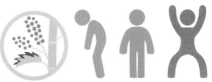

服用に適している体質(証)：虚弱　中等度　充実

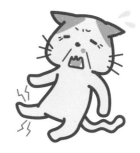

筋肉が痙攣してるにゃ

期待される作用

鎮痛作用によって、急激な痛みを和らげる。
婦人薬として生理痛などの鈍痛を緩和する効果も期待
できる。

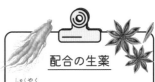

配合の生薬

芍薬(しゃくやく)…鎮痛作用
甘草(かんぞう)…抗炎症作用

■こんな症状のときに

就寝中などに突然起こる足の筋肉のけいれん(こむら返
り)のほか、腹痛や腰痛にも用いる。
体力に関係なく広く使える漢方薬で、即効性がある。

■注意点

頓服で使用する場合には体質にこだわらず使えるが、**甘草
が多く含まれており、副作用として偽アルドステロンの
発症があるため必要最小限の使用に留める。**

■併用禁忌

特になし

■処方

[医療用]　ツムラ　クラシエ薬品　コタロー　テイコク
[一般用]　ツムラ　クラシエ薬品　ロート

漢方薬の蘊蓄(うんちく)－芍薬甘草湯(しゃくやくかんぞうとう)－

　芍薬と甘草のみのシンプルな配合の処方。『朱氏集験方』では、別名"去杖湯"とも
呼ばれ「脚弱力なく歩行艱難を治す」として、服用すれば弱った足腰が治り杖を捨て
去ることができるという意味ももつ。即効性があり、特にこむら返り(手足のけいれ
ん)に有効だが、定期的な服用はなるべく避ける。

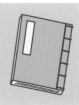

3 咳・のどの不調・鼻の不調

咳の症状

　咳には、かぜやインフルエンザなどによりのどや気管支に炎症が起こり発生するもののほか、ストレスが原因で起こる空咳などがあります。いずれにしても、**咳は慢性化すると治まりづらく、症状が長引く**ことがあるので注意が必要です。

　東洋医学では、のどや気管支の炎症による咳の原因として、六淫（→ p.64）のうち風邪（とくに春）や燥邪（秋〜冬）といった季節の変わり目の風や乾燥のほか、これらの邪が滞留して熱をもつ熱邪など、さまざまに想定されます。処方は「咳止め（鎮咳）」「のどの痛みや腫れをとる（鎮痛・抗炎症）」「息苦しさの解消（気管支拡張）」といった対症療法が中心です。

　六淫によるのどの乾燥や炎症以外に、肝の不調でも咳が出ると東洋医学では考えます。五臓の一つである肝は気を体中にめぐらせる（疏泄作用）のほか、感情（気分）もつかさどりますが、**強いストレスを受けて肝のはたらきが弱まる**と、めぐらせきれない気が肝に滞留します（肝気鬱結）。滞留した気は徐々に熱をもち、湯気のようにからだの上部へ昇っていきます。その結果、「**空咳が出る**」→「顔がほてる」→「イライラする」といったストレス性の諸症状を引き起こす、といったメカニズムです。

【咳の図】

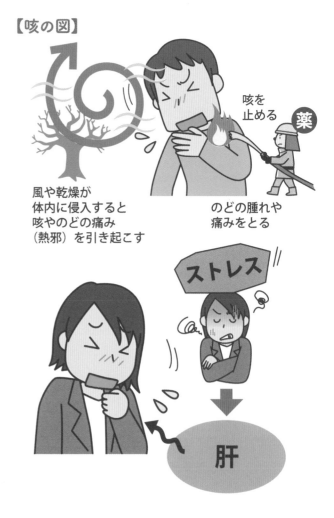

咳を止める　薬

風や乾燥が体内に侵入すると咳やのどの痛み（熱邪）を引き起こす

のどの腫れや痛みをとる

ストレス

肝

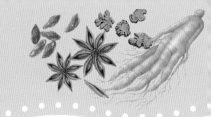

のどの不調

のどの痛みには大きく分けて**のどの中が赤く腫れて熱をもっている場合**と、**のどがガラガラといがらっぽい場合**とがあります。前者を東洋医学では「**熱邪**が侵入してのどにとどまると**熱毒**となりのどを傷つけるため」とし、炎症を取る生薬が配合された漢方薬が選ばれます。

一方、後者は「からだの内側が渇いている表れ」で、**腎**の不調から体内の陰液（血・水・精）が減少、とくに**呼吸器の水分不足（肺陰虚）**は乾いた咳や痰の切れの悪化をまねく、と考えます。のどをはじめとする呼吸器を潤す漢方薬が適しています。

【のどの痛みの図】

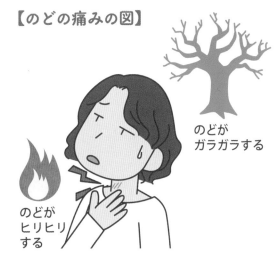

のどがガラガラする

のどがヒリヒリする

鼻の不調

鼻の不調で一般的なものとして、**サラサラとした鼻水が出て止まらない**、あるいは**慢性的な鼻づまり**などがあります。東洋医学では前者を、**寒邪**が体内に侵入し、冷やされることで水がたまった状態であると考え、鼻水は**たまった水があふれている**と解釈します。そのため、鼻水にはからだを温める漢方薬が選ばれます。

後者の鼻づまりは、気や水の流れが悪くなることで**肺に不調をきたし、熱がこもって炎症を起こしている状態**とされています。炎症を取り除く漢方薬が適しています。

【鼻水・鼻づまりの図】

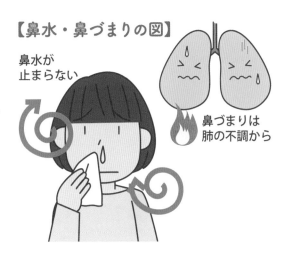

鼻水が止まらない

鼻づまりは肺の不調から

咳・のどの不調・鼻の不調の漢方薬

　咳・のどの痛み・鼻水の症状はいずれも、さまざまな要因が考えられます。外的要因だけでなく内的要因にも目を向けながら、発症の原因、体質、症状の違いに応じたお薬を選択します。

●咳の漢方薬チャート

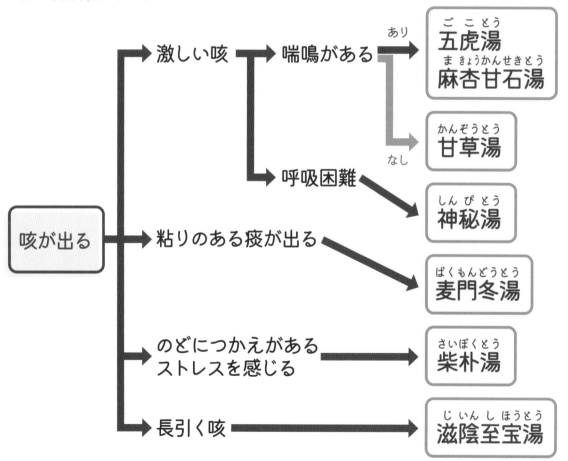

※呼吸器を長く患い体力が落ちている人（虚弱）向けの処方

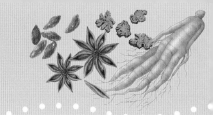

●のどの不調の漢方薬チャート

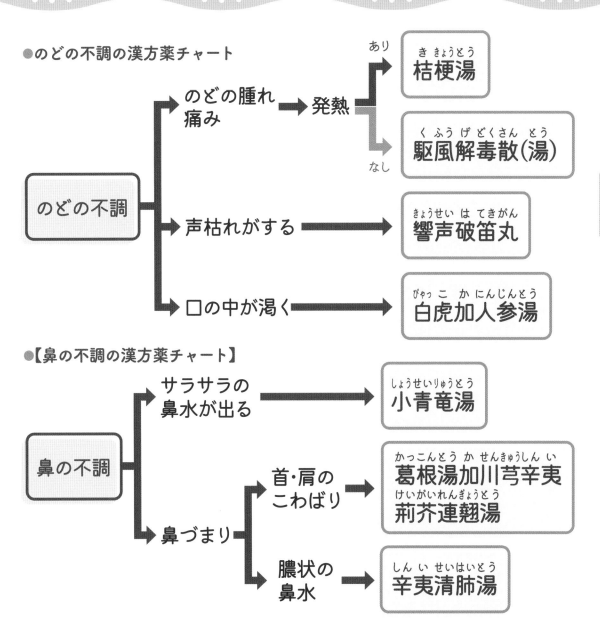

のどの不調
├─ のどの腫れ 痛み ─→ 発熱
│   ├─ あり ─→ 桔梗湯（き きょうとう）
│   └─ なし ─→ 駆風解毒散（湯）（く ふう げ どく さん とう）
├─ 声枯れがする ─→ 響声破笛丸（きょうせい は てきがん）
└─ 口の中が渇く ─→ 白虎加人参湯（びゃっこ か にんじんとう）

●【鼻の不調の漢方薬チャート】

鼻の不調
├─ サラサラの 鼻水が出る ─→ 小青竜湯（しょうせいりゅうとう）
└─ 鼻づまり
    ├─ 首・肩の こわばり ─→ 葛根湯加川芎辛夷（かっこんとう か せんきゅうしん い）
    │   荊芥連翹湯（けいがいれんぎょうとう）
    └─ 膿状の 鼻水 ─→ 辛夷清肺湯（しん い せいはいとう）

五虎湯 （ごことう）

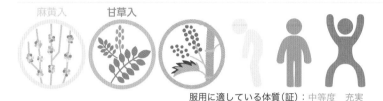

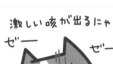

激しい咳が出るにゃ

ゼーゼー

服用に適している体質(証)：中等度　充実

期待される作用

清熱・止咳作用により、熱を冷まして咳を抑える。
利水・清熱・去痰作用により、気道にたまった余分な水分を
取ったり熱を冷ましたりして痰を取り除く。

■こんな症状のときに
　ゼーゼーしていて激しい咳が出る場合(気管支喘息)。
　口渇や発汗があり、高熱や寒気はないが体はほてる。

■注意点
　体力が**中等度以下の人には不向き**。
　高熱があり、悪寒を訴えている場合は使用しない。
　甘草による副作用が起こることがある。

■併用禁忌
　特になし

■処方
　医療用　ツムラ　クラシエ薬品
　一般用　クラシエ薬品

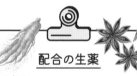

配合の生薬

杏仁（きょうにん）…止咳・去痰作用
麻黄（まおう）…利水・去痰作用
石膏（せっこう）…清熱作用
桑白皮（そうはくひ）…清熱・止咳作用
甘草（かんぞう）…抗アレルギー作用

漢方薬の蘊蓄（うんちく） －五虎湯（ごことう）－

　漢方薬を構成している5種類の生薬がいずれも強力な作用をもっていることから、「5人の強者が集まった状態＝五虎」と名づけた。小児の咳に処方されることが多く、高齢者にはあまり処方されない。

麻杏甘石湯 （まきょうかんせきとう）

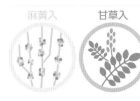

麻黄入　甘草入

服用に適している体質(証)：中等度　充実

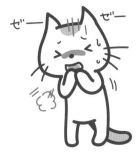

激しい咳が出るにゃ

ゼー　ゼー

期待される作用

止咳・去痰作用により、咳を鎮める。
抗アレルギー作用により、ヒスタミン遊離を抑制して
アレルギー性の咳を抑える。

■こんな症状のときに

小児喘息や気管支喘息にみられる、ゼーゼーとした激しい
咳の場合。口渇および自然発汗があり、体はほてっている。

■注意点

体力が中等度以下の人には不向き。
食欲不振や悪心・嘔吐がある人には基本的に使用しない。
甘草による副作用が起こることがある。

■併用禁忌

特になし

■処方

| 医療用 | ツムラ　コタロー |

| 一般用 | ツムラ　クラシエ薬品　コタロー |

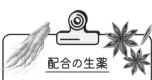

配合の生薬

杏仁（きょうにん）…止咳・去痰作用
麻黄（まおう）…去痰作用
石膏（せっこう）…清熱・利水・去痰
　　　　　作用
甘草（かんぞう）…抗アレルギー作用

漢方薬の蘊蓄（うんちく）−麻杏甘石湯（まきょうかんせきとう）−

『傷寒論』にも記載されている、古くからある漢方薬である。杏仁、麻黄、石膏、
甘草の4種類からなるシンプルな漢方薬で、各生薬から一文字ずつ取って名づけら
れた。甘味があることから、小児に処方されることも多い。

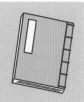

甘草湯 （かんぞうとう）

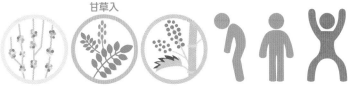

甘草入

服用に適している体質(証)：虚弱　中等度　充実

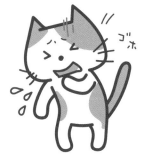

咳が出て 喉が痛いにゃ

期待される作用

抗炎症作用により、炎症を抑えてのどの痛みを鎮める。
鎮咳作用により、咳嗽反射の中枢に作用して激しい咳を
抑える。

■**こんな症状のときに**
激しい咳やのどの痛みがある場合。
体質に関係なく用いられる。

■**注意点**
甘草が多く含まれているので、**アルドステロン症の人や
ミオパチーのある人、低カリウム血症の人**には禁忌。

■**併用禁忌**
小柴胡湯

■**処方**

| 医療用 | クラシエ薬品 |
| 一般用 | クラシエ薬品 |

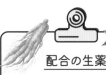

配合の生薬

甘草…抗炎症作用、
鎮咳作用

漢方薬の蘊蓄 −甘草湯−

　甘草湯は、中国の古典医学書である『傷寒論』に収載されている漢方薬である。甘
草のみで構成されていて、のどの痛みや激しい咳に古くから使われている。よく似
た名前の漢方薬に芍薬甘草湯があるが、これは筋肉のこわばりやこむら返りのとき
に使用される漢方薬であり、作用は異なるので注意が必要。

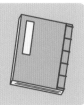

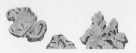

神秘湯 （しんぴとう）

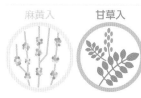 麻黄入
 甘草入

服用に適している体質(証)：中等度　充実

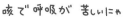
咳で"呼吸が苦しいにゃ

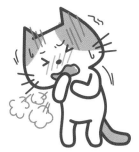

期待される作用

理気作用により、気管支の収縮を抑えて呼吸を楽にする。
清熱作用により、気道の炎症を抑える。
抗アレルギー作用により、喘息症状を抑える。

■**こんな症状のときに**
　呼吸困難を伴う咳の場合。小児喘息や気管支喘息。
　抑うつ傾向がある。
■**注意点**
　虚弱タイプの人には不向き。
　食欲不振や悪心・嘔吐のある人には基本的に使用しない。
　甘草による副作用が起こることがある。
■**併用禁忌**
　特になし
■**処方**

> 医療用　ツムラ　クラシエ薬品　コトロー
> 一般用　ウチダ　タキザワ

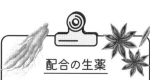

配合の生薬

麻黄、杏仁…止咳・去痰
作用
厚朴、蘇葉…理気作用
陳皮…健胃・鎮咳作用
柴胡…清熱作用
甘草…抗アレルギー作用

漢方薬の蘊蓄 － 神秘湯 －

　喘息や咳に対する効き目が、人知では計り知れないほど優れていることから名づけられた。関連処方には「柴朴湯」が挙げられる。呼吸困難の訴えが強い場合には神秘湯を用いる。幕末・明治の名医、浅田宗伯が改良した処方薬。

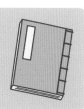

麦門冬湯 （ばくもんどうとう）

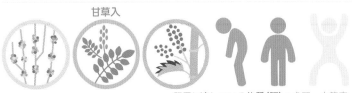

甘草入

服用に適している体質(証)：虚弱　中等度

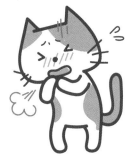

咳が出て 顔が赤いにゃ

期待される作用

鎮咳作用により、末梢性の咳反射を抑える。去痰作用により、線毛の動きを改善して痰を出しやすくする。気管支拡張作用により、アセチルコリンによる気管支収縮を抑える。

■こんな症状のときに

痰は粘稠で切れにくく、コンコンと乾いた激しい咳が出る場合。

のどに乾燥感や違和感がある。顔面が紅潮している。

■注意点

体力が充実しているタイプの人には不向き。

痰の量が多い湿った咳には使用しない。

甘草による副作用が起こることがある。

■併用禁忌

特になし

■処方

医療用　ツムラ　コタロー

一般用　ツムラ　クラシエ薬品

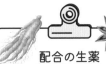

配合の生薬

麦門冬、粳米…鎮咳作用

去痰作用

半夏…制吐作用

大棗、人参…強壮作用

甘草…気管支拡張作用

漢方薬の蘊蓄 －麦門冬湯－

　名前の由来は麦門冬を主薬とすること。比較的体力が低下傾向で、乾いた咳であることが見極めのポイント。湿った咳の場合は清肺湯を用いる。また、痰の多い咳だけでなく発熱もみられ、なかなか眠れず体力が低下している場合は竹茹温胆湯を用いる。

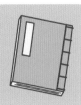

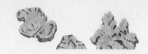
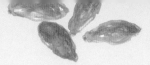

柴朴湯 （さいぼくとう）

甘草入

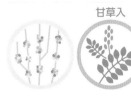 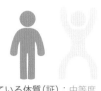

服用に適している体質(証)：中等度

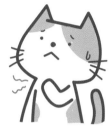

喉が詰まってるにゃ

期待される作用

抗炎症作用により、気道の過敏性や収縮を抑える。
理気作用により、気道の線毛運動を活発にする。
抗不安作用により、ふさいだ気分を改善する。

■こんな症状のときに
　気分がふさいでいてのどや食道部分に異物感がある。
　動悸やめまい、吐き気を伴う場合の咳。喘息症状。
■注意点
　虚弱タイプの人や、充実タイプの人には不向き。
　のぼせやほてりのある場合は用いない。
　甘草による副作用が起こることがある。
■併用禁忌
　特になし
■処方

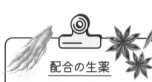

配合の生薬

人参、甘草、大棗
　…補気作用
柴胡、黄芩…抗炎症作用
半夏、生姜…制吐作用
茯苓…抗不安作用、
　　　　利水作用
厚朴、蘇葉…理気作用

| 医療用 | ツムラ　クラシエ薬品 |
| 一般用 | コタロー |

漢方薬の蘊蓄 −柴朴湯−

　小柴胡湯と半夏厚朴湯を合わせた処方であることから、両方の漢方薬から一文字ずつ取って「柴朴湯」と名づけられた。半夏厚朴湯が不安神経症や神経性胃炎を主症状とするのに対し、柴朴湯はおもに咳の症状に用いられる。

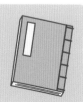

桔梗湯 （ききょうとう）

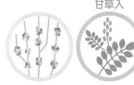

甘草入

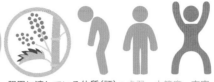

服用に適している体質(証)：虚弱　中等度　充実

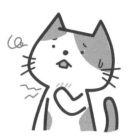

喉が腫れて 痛いにゃ

期待される作用

消炎・止痛作用によりのどの炎症を抑えて痛みを緩和する。
排膿・去痰・止咳作用により軽度の咳や痰を抑える。

■こんな症状のときに

のどの炎症により痛みや腫れがある場合。扁桃炎など。
軽度の発熱があり咳が出るとき、痰、嚥下困難などを伴う症状があるとき。

■注意点

甘草が多く含まれるので**アルドステロン症の人やミオパチーのある人、低カリウム血症の人**には禁忌。
体質に関係なく服用できる。

■併用禁忌

特になし

■処方

医療用　ツムラ
一般用　ツムラ

配合の生薬

桔梗（ききょう）…排膿・去痰・止咳
作用
甘草（かんぞう）…緩和・消炎・止痛
作用

漢方薬の蘊蓄（うんちく）－桔梗湯（ききょうとう）－

　主薬である桔梗の名前を取って名づけられた。同じくのどの腫れや痛みに使用する漢方薬には小柴胡湯加桔梗石膏（しょうさいことうかききょうせっこう）がある。みぞおちあたりの圧迫感や食欲不振の有無により、どちらを処方するか見極められてきた。

駆風解毒散(湯) （くふうげどくさん（とう））

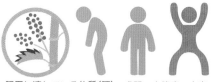

甘草入

服用に適している体質(証)：虚弱　中等度　充実

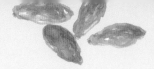
喉が腫れて痛いにゃ

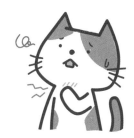

期待される作用

抗炎症作用により、のどの腫れや痛みを抑える。

■**こんな症状のときに**

のどが腫れて痛みがあるとき。扁桃炎など。

■**注意点**

うがいをするように、口に含みながらゆっくりと飲み込むこと。

体質に関係なく服用できる。

甘草による副作用が起こることがある。

■**併用禁忌**

特になし

■**処方**

| 医療用 | なし |
| 一般用 | マツウラ |

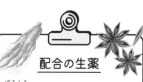

配合の生薬

防風（ぼうふう）…発汗・鎮静作用

牛蒡子（ごぼうし）…解熱・去痰作用

連翹（れんぎょう）…消炎作用

荊芥（けいがい）…鎮痛・抗炎症作用

羌活（きょうかつ）…鎮痛作用

甘草（かんぞう）…抗炎症作用

桔梗（ききょう）…排膿・去痰・止咳作用

石膏（せっこう）…清熱作用

漢方薬の蘊蓄（うんちく）－駆風解毒散（湯）（くふうげどくさんとう）－

　原方は散だったが、現在では湯で用いられることもある。一般的な漢方薬と異なり、うがいをする要領でゆっくりと飲むのがよいとされている。のどの痛みを緩和する漢方薬に響声破笛丸（きょうせいはてきがん）もあるが、駆風解毒散（湯）は大声などを出していないにもかかわらず痛みを感じるときに使用される。

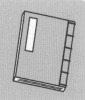

響声破笛丸（きょうせいはてきがん）

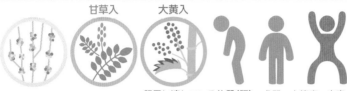

甘草入　　大黄入

服用に適している体質(証)：虚弱　中等度　充実

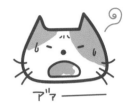

声が枯れてるぎゃ——

アァ——

期待される作用

鎮咳作用によりのどに潤いを与えて声の枯れやのどの不快感を改善する。

■こんな症状のときに
歌ったり、大声を出したりしたことで声が枯れたとき。
のどに不快感があるとき。

■注意点
体質に関係なく服用できる。
甘草による副作用が起こることがある。

■併用禁忌
特になし

■処方

医療用　なし

一般用　JPS　コーア　マツウラ　北日本

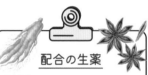

配合の生薬

連翹（れんぎょう）…消炎作用
桔梗（ききょう）…去痰作用
甘草（かんぞう）…抗炎症作用
大黄（だいおう）…瀉下作用
縮砂（しゅくしゃ）…理気作用
川芎（せんきゅう）…補血・鎮静作用
訶子（かし）…鎮咳作用
阿仙薬（あせんやく）…去痰作用
薄荷葉（はっかよう）…解熱作用

漢方薬の蘊蓄（うんちく）－響声破笛丸（きょうせいはてきがん）－

『万病回春』には、生薬を粉末にしてそれを卵白で丸めて薬として飲むと記載されている。過度な発声により、のどを痛めたり声が出なくなったときに用いられ、笛の音をしのぐほど大きく美しい声を出すことができることから名づけられたといわれる。

白虎加人参湯 （びゃっこかにんじんとう）

 甘草入

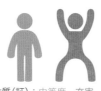

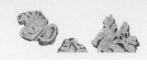 口が渇くにゃ

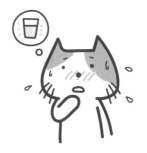

服用に適している体質(証)：中等度　充実

期待される作用

止渇作用により、唾液の分泌速度および酵素活性が改善する。
鎮静作用により熱をさまし、皮膚のかゆみを和らげる。

■こんな症状のときに
体がほてって口が渇く場合。
止瀉を伴う。

■注意点
体力が著しく低下している**虚弱タイプの人には不向き。**
胃腸が弱っている人には慎重に投与する。
甘草による副作用が起こることがある。

■併用禁忌
特になし

■処方
[医療用]　ツムラ　クラシエ薬品　コタロー
[一般用]　クラシエ薬品

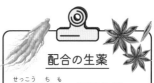

配合の生薬
石膏、知母…鎮静作用
粳米…止渇・止瀉作用
人参、甘草…補気作用

漢方薬の蘊蓄 － 白虎加人参湯 －

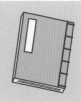

　白虎湯に人参を加えた処方であることから名づけられた。主薬である石膏の色と、白虎の白色をかけている。ほてりがある人に用いられる市販薬には、ほかに黄蓮解毒湯がある。不安やイライラなどの精神症状の有無を見極めて処方する。

小青竜湯 （しょうせいりゅうとう）

   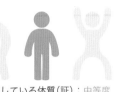

麻黄入　甘草入

服用に適している体質(証)：中等度

期待される作用

抗炎症作用・鎮咳作用により、アレルギー性の咳や鼻水を抑える。

■**こんな症状のときに**

サラサラした水のような鼻水やくしゃみが出る場合。

アレルギー性の鼻炎にも用いられる。

呼吸困難やゼーゼーとした咳が出る場合。

■**注意点**

甘草が多く含まれるので**アルドステロン症の人やミオパチーのある人、低カリウム血症の人**には禁忌。

黄色い痰が出る場合には用いない。

■**併用禁忌**

葛根湯

■**処方**

| 医療用 | ツムラ　クラシエ薬品　コタロー |
| 一般用 | ツムラ　クラシエ薬品 |

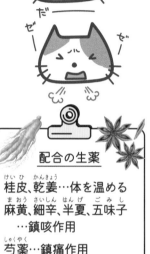

鼻水が止まらないにゃ

だ――

ゼー　ゼ

配合の生薬

桂皮、乾姜…体を温める

麻黄、細辛、半夏、五味子…鎮咳作用

芍薬…鎮痛作用

甘草…抗炎症作用

漢方薬の蘊蓄 －小青竜湯－

　主薬である麻黄の青色と、東方を守る守護神「青竜」の青色をかけて名づけられた。青竜湯には大青竜湯と小青竜湯があり、小青竜湯の方が作用が穏やかである。鼻水を主訴とする漢方薬は他にもあるが、鼻水の性質がサラサラであることが小青竜湯に適している特徴。

葛根湯加川芎辛夷 （かっこんとうかせんきゅうしんい）

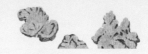
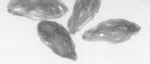

麻黄入　甘草入　　

服用に適している体質（証）：中等度　充実

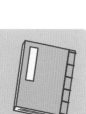

鼻づまりで苦しいにゃ

ずびっ

期待される作用

鎮痙作用により、筋肉をほぐしてこわばりを緩和し、鼻づまりなどの症状を抑える。

■こんな症状のときに

鼻づまりや副鼻腔炎、慢性鼻炎の場合。

鼻炎の症状が慢性化していて、頭痛や頭が重い感じ、首から背中にかけてのこわばりを伴う。

■注意点

体力や胃腸機能が低下している**虚弱タイプの人には不向き**。

患部が熱を帯びている場合は適さない。

甘草による副作用が起こることがある。

■併用禁忌

特になし

■処方

医療用　ツムラ　クラシエ薬品　コタロー

一般用　ツムラ　クラシエ薬品

配合の生薬

麻黄（まおう）…発汗作用

桂皮（けいひ）…補気作用

芍薬（しゃくやく）…補血作用

葛根（かっこん）…鎮痙作用

甘草、大棗、生姜（かんぞう たいそう しょうきょう）…健胃作用

川芎、辛夷（せんきゅう しんい）…鎮痛・鎮静作用

漢方薬の蘊蓄（うんちく）－葛根湯加川芎辛夷（かっこんとう か せんきゅうしんい）－

　葛根湯に川芎と辛夷を加えた処方になっていて、そのまま処方名となった。鼻づまりや慢性鼻炎に使う市販の漢方薬には、ほかにも辛夷清肺湯（しんいせいはいとう）がある。葛根湯加川芎辛夷は温める漢方薬であることから、患部は熱を帯びていないことが見極めのポイント。

荊芥連翹湯 （けいがいれんぎょうとう）

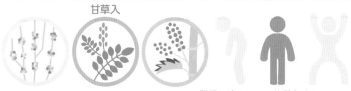

甘草入

服用に適している体質(証)：中等度

鼻から首が調子悪いにゃ

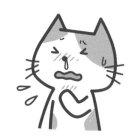

期待される作用

抗アレルギー作用により、リンパ節細胞の増殖を抑える。
消炎作用により、にきびの原因菌が増殖するのを抑える。

■こんな症状のときに

顔面から首にかけて発症する慢性の炎症性疾患に対して用いる。
慢性鼻炎や蓄膿症、にきびなどの場合。**皮膚の色は浅黒い。**

■注意点

胃腸の弱い**虚弱タイプの人には不向き。**

鼻づまりに伴って頭痛や肩こりなどがある場合は他の処方
（葛根湯加川芎辛夷）を検討する。

甘草による副作用が起こることがある。

■併用禁忌

特になし

■処方

医療用　ツムラ

一般用　ツムラ　クラシエ薬品

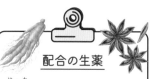

配合の生薬

薄荷…健胃作用
柴胡、黄連、黄芩、山梔子、
連翹…解熱作用
黄柏…消炎作用
桔梗、枳実…解毒作用
芍薬、川芎、地黄、当帰
　　…補血作用
荊芥、防風、白芷
　　…抗炎症作用
甘草…抗アレルギー作用

漢方薬の蘊蓄 −荊芥連翹湯−

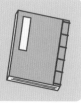

　処方を構成する生薬のうち、主薬の荊芥と連翹を取って名づけた。鼻だけでなく
のどや顔にも炎症性の症状が出やすいかどうかで、そのほかの慢性鼻炎向け漢方薬
（葛根湯加川芎辛夷や辛夷清肺湯）を用いるかどうか見極める。

辛夷清肺湯 （しんいせいはいとう）

服用に適している体質(証)：中等度　充実

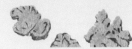

鼻の調子がずっと悪いにゃ

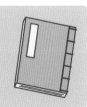

期待される作用

鼻炎改善作用により、鼻の炎症を緩和し、鼻水や鼻づまりの症状を抑える。

■**こんな症状のときに**
鼻水が過剰に分泌されてのどに流れ込んだり、鼻がつまったりしている場合。黄色い鼻水が出る。
鼻の周辺が熱を帯び、痛みを伴うような慢性鼻炎や蓄膿症。

■**注意点**
胃腸機能が低下している**虚弱タイプの人には不向き。**
患部に熱感がない場合や、炎症性の症状がのど(扁桃炎)や顔(にきび)にもあらわれている場合は他の処方も検討する。

■**併用禁忌**
特になし

■**処方**

医療用　ツムラ　クラシエ薬品　コタロー
一般用　クラシエ薬品　コタロー

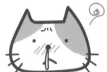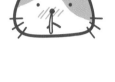

配合の生薬

黄芩、山梔子…解熱作用
（おうごん、さんしし）
枇杷葉…止咳作用
（びわよう）
辛夷…鎮痛・
（しんい）　鼻炎改善作用
石膏、知母…解熱作用、
（せっこう、ちも）　補水作用
麦門冬、百合…止咳作用
（ばくもんどう、びゃくごう）
升麻…補気作用
（しょうま）

漢方薬の蘊蓄 –辛夷清肺湯–
（うんちく）　　（しんいせいはいとう）

　辛夷を主薬として、鼻に対する抗炎症作用を広い意味での「清肺(呼吸器と気道の炎症を抑える)」ととらえて名づけた。鼻水の性状は粘っこく、鼻の周辺に熱を帯びていることが見極めのポイント。

4 胃腸の不調

胃腸の不調の症状

東洋医学では、**胃痛は脾の不調と関係している**といわれています。脾は、食べ物や飲み物を吸収する器官と作用のことで、全身に栄養をいきわたらせますが、**脾の機能が弱まると胃での消化・吸収の力も弱まり**、胃痛の症状が出てきます。また、気・血・水のめぐりも悪くなり、さまざまな不調が生じます。便秘や下痢は、肺や脾の不調と関係しているといわれています。胃の不調にはさまざまなタイプがありますが、お薬の相談をされやすいのは、おもに冷えからくるタイプ(胃陽虚)と、食べ過ぎ・飲み過ぎタイプ(食滞)の症状です。

冷えからくる胃痛

冷えからくるタイプ(胃陽虚)は、からだが冷えて胃腸の機能が低下し、食欲不振や胃もたれ、嘔吐などがあり、疲労感や下痢などが伴います。下痢のない慢性胃炎、神経性胃炎、逆流性食道炎などの胃痛や腹痛には、**安中散**が幅広く使われています。

食べ過ぎ・飲み過ぎからくる胃痛

食べ過ぎ・飲み過ぎタイプ(食滞)は、消化不良による胸やけやお腹の張り、吐き気、嘔吐があり、下痢を伴うことがあります。東洋医学では、湿度の高い梅雨時や夏などに、胃が**湿邪や熱邪に侵されて起こりやすい**と考えられています。

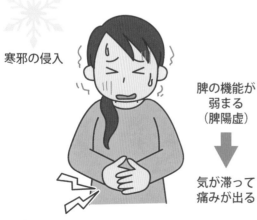

寒邪の侵入

脾の機能が
弱まる
(脾陽虚)

↓

気が滞って
痛みが出る

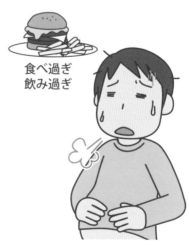

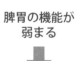

食べ過ぎ
飲み過ぎ

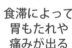

脾胃の機能が
弱まる

↓

食滞によって
胃もたれや
痛みが出る

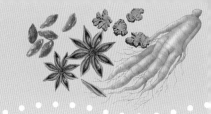

腸の不調

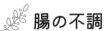

　下痢と便秘は、腸のはたらきのバランスがくずれたときに起こります。

　東洋医学では**下痢**は胃腸虚弱（気虚）、**ストレス（気滞）**、湿が腹部にたまる（内湿）など、**便秘**は虚弱体質（気虚）、**生理不順など（瘀血）**、過食（湿熱）などにより起こると考えられています。

下痢		
蠕動運動	**便からの水分吸収**	**腸液の分泌**
腸管	腸管　吸収　吸収	腸管　分泌　分泌　分泌
過剰:過敏性腸症候群 バセドウ病 緊張（気滞）	**減少**:食べ過ぎ・飲み過ぎ（内湿）、 乳糖不耐症（牛乳等）、 人工甘味料過剰摂取	**増加**:細菌感染症 腫瘍やホルモンの影響
低下:高齢・長期臥床・食事量不足 （気虚）、黄体ホルモン増加	**増加**:辛いもの・脂っこいものな どを過食（湿熱）	**減少**:薬剤の影響
便秘		

　便秘の漢方薬の選別の例としては、①月経困難などの**月経異常**がある場合は**大黄牡丹皮湯**、②お腹の張りや腹痛があり下痢と便秘を繰り返す**過敏性腸症候群**などには**桂枝加芍薬湯**、③慢性的な便秘で**体力が中等度・虚弱**の場合は**麻子仁丸**または**大黄甘草湯**、④**体力が充実**の場合は**大黄甘草湯**が使われます。

胃腸の不調の漢方薬

　胃腸の不調を相談された場合は、腹痛の部位のほか、下痢や便秘があるかどうかを確認します。胃痛の場合は、冷えからくるタイプ（胃陽虚）によるものか、食べ過ぎ・飲み過ぎからくるタイプ（食滞）によるものかを聞きとります。冷えからくるタイプの胃痛は、下痢がある場合とない場合でお薬の種類が異なりますので、確認しましょう。

　便秘の相談の場合は、生理不順や月経困難などの**月経異常**があれば、血のめぐりが悪くなる瘀血が原因と考えられ、**駆瘀血剤**が用いられます。その他の便秘は、持病や体質などを確認してお薬を選びます。

● **胃痛・下痢の漢方薬チャート**

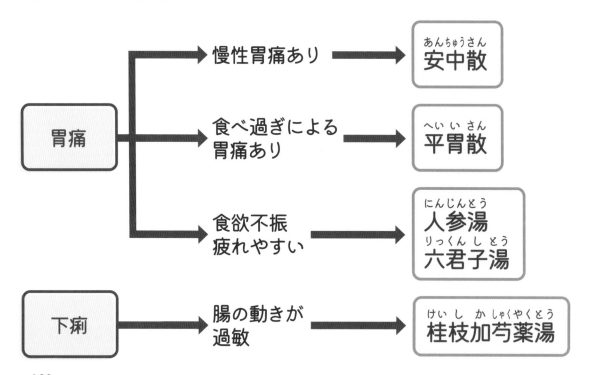

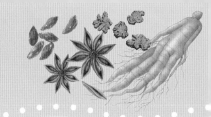

●便秘の漢方薬チャート

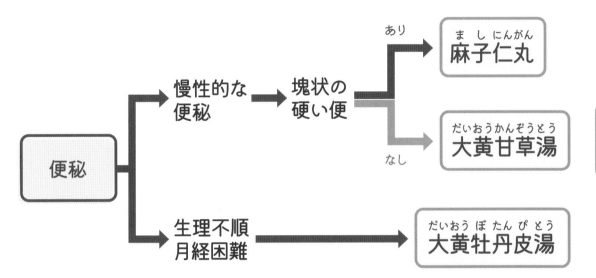

慢性的な便秘 → 塊状の硬い便
- あり → 麻子仁丸（ま し にんがん）
- なし → 大黄甘草湯（だいおうかんぞうとう）

生理不順・月経困難 → 大黄牡丹皮湯（だいおう ぼ たん ぴ とう）

便秘 → 慢性的な便秘
便秘 → 生理不順・月経困難

知っトク かんぽう!

便秘薬の種類

　便秘薬には、**刺激性下剤**、**浸透圧性下剤**、**浣腸剤**などがあります。刺激性下剤は、腸を刺激して蠕動運動を活発化させて排便を促します。長期連用すると耐性ができ、薬を増量しないと効果がでないので、用法に注意が必要です。酸化マグネシウムなどの浸透圧性下剤は、腸管から水分を吸収し、便をやわらかくして蠕動運動を促進します。禁忌や副作用などに注意は必要ですが、長期間使用できます。浣腸剤は腸内に入ると浸透圧で腸壁から水分が分泌されて便がやわらかくなり排便を促します。連用すると炎症が生じたり、習慣性になったりする場合があるので注意が必要です。

安中散 （あんちゅうさん）

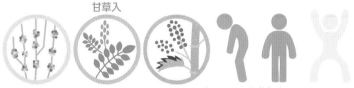

甘草入

服用に適している体質(証)：虚弱　中等度

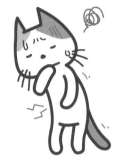

胃の調子がずっと悪いにゃ

期待される作用

健胃作用により、胃の機能を高める。
制酸作用により、吐き気を抑える。

■こんな症状のときに
慢性胃炎、神経性胃炎で、胸やけや吐き気を伴う場合。
痩せ型で体力はやや低下傾向。

■注意点
不安や不眠などの精神的な症状や下痢などがある場合は
他の処方も検討する。
甘草による副作用が起こることがある。

■併用禁忌
特になし

■処方

| 医療用 | ツムラ　クラシエ薬品　コタロー |
| 一般用 | ツムラ　クラシエ薬品 |

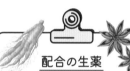

配合の生薬

茴香(ういきょう)…健胃作用
良姜(りょうきょう)…健胃・鎮静作用
桂皮(けいひ)…発汗作用
延胡索(えんごさく)…鎮痙・中枢抑制
　　　　　　作用
縮砂(しゅくしゃ)…健胃・整腸作用
牡蛎(ぼれい)…制酸作用
甘草(かんぞう)…構成生薬の調和
　　　　　　作用

漢方薬の蘊蓄(うんちく) －安中散(あんちゅうさん)－

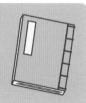

　体の真ん中である腹部の症状を改善して安らかな状態にすることから「安中散」と
名づけられた。胃痛や胸やけの症状が慢性的に続いていることが見極めのポイン
ト。不安や不眠など、精神的な要因から胃の症状が現れている場合は半夏瀉心湯を
用いる。

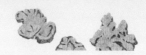
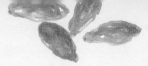

平胃散（へいいさん）

甘草入

服用に適している体質(証)：中等度

胃の調子が悪いにゃ

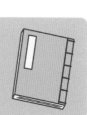

期待される作用

健胃作用により胃腸の動きをととのえる。
利水作用により水の分布を調整する。

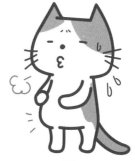

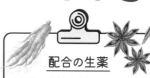

配合の生薬

陳皮、厚朴、生姜
　…強壮作用・健胃作用
蒼朮…利水作用
甘草、大棗…補気作用

■こんな症状のときに

消化不良による胸やけやお腹のハリがある場合。
食欲がなく下痢を伴う。
食べすぎによる一時的な不調にも用いる。

■注意点

体力が低下した**虚弱タイプの食欲不振や胸やけには不向き。**
甘草による副作用が起こることがある。

■併用禁忌

特になし

■処方

[医療用] ツムラ　コタロー

[一般用] クラシエ薬品　コタロー

漢方薬の蘊蓄 −平胃散−

　胃を平らか(安らか)にするはたらきをもつ処方であることから名づけられた。関連処方には安中散や六君子湯などがある。日常生活に支障がない程度の体力はあることが、平胃散の服用に適した人を見極めるポイント。

人参湯 (にんじんとう)

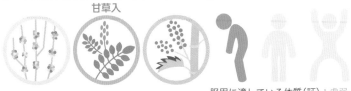

甘草入

服用に適している体質(証)：虚弱

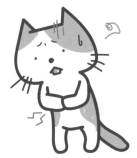

胃の調子が悪いにゃ

期待される作用

強壮作用により体を温めて胃腸機能を高める。
利水作用により水の分布を調整して下痢を改善する。

■こんな症状のときに

急性・慢性の胃炎や胃もたれがある場合。
冷え性でお腹が冷えやすい。
食欲がなく、下痢気味など胃腸機能が低下している。
尿や唾液は薄く、量が多い。

■注意点

甘草による副作用が起こることがある。

■併用禁忌

特になし

■処方

| 医療用 | ツムラ　クラシエ薬品　コタロー |
| 一般用 | ツムラ |

配合の生薬

人参(にんじん)、甘草(かんぞう)
　…強壮作用、
　　健胃・整腸作用
白朮(びゃくじゅつ)…利水作用
乾姜(かんきょう)…温性・健胃、
　　整腸作用

漢方薬の蘊蓄(うんちく) －人参湯(にんじんとう)－

　主薬である人参の名前を取って名づけられた。体の中央にある消化管の機能を理(治)(おさ)めるはたらきがあることから、別名「理中湯(りちゅうとう)」とも呼ばれている。尿が薄く量が多い、うすい唾液がたまるなど、水滞の症状がみられるかどうかが見極めのポイント。

六君子湯 （りっくんしとう）

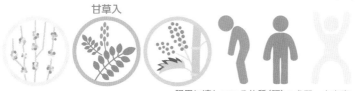

甘草入

服用に適している体質(証)：虚弱　中東度

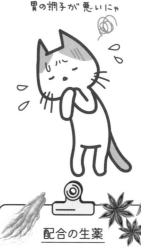

胃の調子が悪いにゃ

期待される作用

健胃作用により胃の動きを改善する。

■こんな症状のときに
　胃痛や胃もたれによる食欲不振、嘔吐などがある場合。
　胃腸が弱く疲れやすい。

■注意点
　体力が充実している人には不向き。
　不眠など精神的症状を伴う場合は、ほかの処方も検討する。
　甘草による副作用が起こることがある。

■併用禁忌
　特になし

■処方
　医療用　ツムラ　クラシエ薬品　コタロー
　一般用　ツムラ　クラシエ薬品　コタロー

配合の生薬

人参、甘草、
白朮または蒼朮、茯苓、
大棗、生姜
　　…補気作用・健脾作用
半夏、陳皮…健胃作用

漢方薬の蘊蓄 －六君子湯－

　効果の柱となる生薬(＝君薬)が6種類入っていることから名づけられた。体力の低下から疲れやすく、体が冷えることで胃腸が弱っているときに処方される。精神的な不安や落ち込みがある場合は、半夏瀉心湯を用いる。

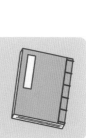

桂枝加芍薬湯 （けいしかしゃくやくとう）

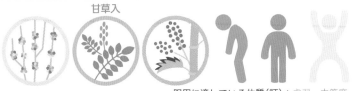

甘草入

服用に適している体質(証)：虚弱　中等度

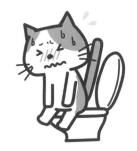

なかなか出ないにゃ

期待される作用

止瀉作用により、下痢症状を抑える。
腸管輸送能や腸管平滑筋に対する作用により、腸管の過剰な動きを抑える。

■こんな症状のときに

腸の動きが過敏で下痢になる場合。
便意はあるが排便がないまたは少量しか出ない場合。
腹痛やお腹の張りがある。

■注意点

体力が充実している人には不向き。
甘草による副作用が起こることがある。

■併用禁忌

特になし

■処方

| 医療用 | ツムラ　クラシエ薬品　コタロー |
| 一般用 | クラシエ薬品 |

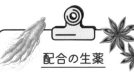

配合の生薬

桂皮(けいひ)…発汗・鎮痛作用
芍薬(しゃくやく)…補血作用・鎮痙・
　　　　鎮痛作用
生姜(しょうきょう)、大棗(たいそう)、甘草(かんぞう)
　　…健胃作用

漢方薬の蘊蓄(うんちく) −桂枝加芍薬湯(けいしかしゃくやくとう)−

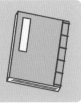

　桂枝湯を構成する生薬の一つ「芍薬」を増量したことから名づけられた。腹痛とお腹の張りを伴う便秘に使用する市販の漢方薬には桂枝加芍薬大黄湯(けいしかしゃくやくだいおうとう)もある。便秘の程度が軽度の場合は桂枝加芍薬湯、慢性的に便秘の場合は桂枝加芍薬大黄湯というように使い分ける。

麻子仁丸 （ましにんがん）

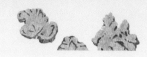
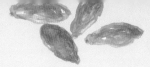

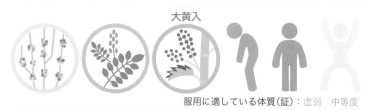

大黄入

服用に適している体質(証)：虚弱　中等度

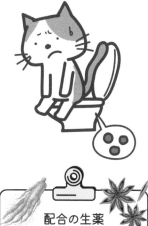

なかなか出ないにゃ

期待される作用

瀉下作用により、便秘症状を緩和する。

■こんな症状のときに

慢性的な便秘の場合。便は硬く、**コロコロとした塊状であ**
ることが多い。

病後や加齢により体力が低下している。

■注意点

体力が充実している人には不向き。

胃腸機能が低下している場合や、肌の乾燥が見られる場合は
他の処方も検討する。

■併用禁忌

特になし

■処方

医療用　ツムラ　コタロー

一般用　クラシエ薬品　コタロー

配合の生薬

麻子仁、杏仁…潤腸・瀉下
作用

大黄…瀉下作用

芍薬…補血作用

厚朴、枳実…健胃作用

漢方薬の蘊蓄 −麻子仁丸−

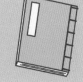

　6種類の生薬のうち、主薬である麻子仁の名を取って名づけられた。体力が低下
傾向の人の便秘に適した市販の漢方薬には、ほかに「潤腸湯」が挙げられる。皮膚の
乾燥はないことが麻子仁丸の服用に適した人の見極めのポイント。

大黄甘草湯 （だいおうかんぞうとう）

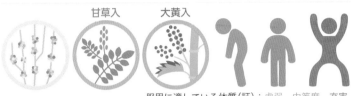

甘草入　　大黄入

服用に適している体質(証)：虚弱　中等度　充実

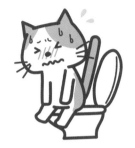

なかなか出ないにゃ

期待される作用

瀉下作用により便秘症状を緩和する。

■こんな症状のときに

慢性的な便秘の場合。

便秘によるのぼせ、お腹に張りがある場合。

■注意点

体質に関係なく服用できるが大黄の瀉下作用には個人差が
あるため、便の状態によって用法・用量を適宜調整する必
要がある。

甘草による副作用が起こることがある。

■併用禁忌

特になし

■処方

医療用　ツムラ

一般用　ツムラ　コタロー

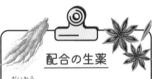

配合の生薬

大黄…瀉下作用

甘草…緩和作用

漢方薬の蘊蓄 − 大黄甘草湯 −

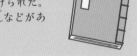

　大黄と甘草の2種類から構成された処方で、そのまま処方名として名づけられた。
便秘に使用する市販の漢方薬には、ほかに潤腸湯や桃核承気湯、麻子仁丸などがあ
る。大黄甘草湯は体力によらず使用できるのが特徴。

大黄牡丹皮湯（だいおうぼたんぴとう）

大黄入

服用に適している体質(証)：中等度　充実

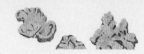
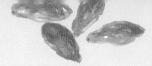

ずっと出ないにゃ

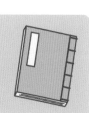

期待される作用

瀉下作用により便秘症状を緩和する。
駆瘀血作用により局所のうっ血を正すことで月経異常を
改善する。

■こんな症状のときに
下腹部痛を伴う便秘の場合。
月経困難や過多月経などの月経異常を伴う。

■注意点
虚弱体質の人には不向き。
不安や不眠などの精神的な症状や、手足の冷えなどがある
場合は用いない。

■併用禁忌
特になし

■処方

| 医療用 | ツムラ　コタロー |

| 一般用 | ウチダ　タキザワ　マツウラ　イチゲン |

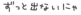
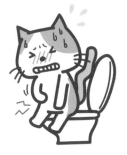

配合の生薬
桃仁、牡丹皮…駆瘀血作用
大黄、芒硝…瀉下作用
冬瓜子…抗腫瘍作用

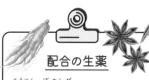

漢方薬の蘊蓄－大黄牡丹皮湯－

　5種類で構成された生薬のうち、主薬である大黄と牡丹皮の名を取って名づけら
れた。月経異常を伴う便秘に効果的な市販の漢方薬には、ほかに桃核承気湯や通導
散などがある。不安や不眠などの精神症状を示さない場合に用いる。

5 循環の不調

循環の不調の症状

循環の不調により起こる症状として、めまい、のぼせ、ふらつきや動悸などがあります。これらの症状は、高血圧や更年期障害から起こる場合もあります。

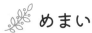 めまい

東洋医学では、**めまいは気血の不足**のほか、**水の体内循環の機能が弱まって余分な水分がたまること（水滞／水毒）**で起こると考えられています。ぐるぐると回るような回転性のめまいや、ふらつくようなめまい、動悸を伴うめまいなどがあります。

のぼせ

とくに更年期にみられやすい**のぼせ**について、東洋医学では**気血の不足や血の滞り**、気のバランスの失調などが原因と考えます。そのため、漢方処方薬では気血を補うほか、血の滞りで体内にこもった余分な熱を冷ます生薬なども配合されています。

【漢方での水のめぐりの図】

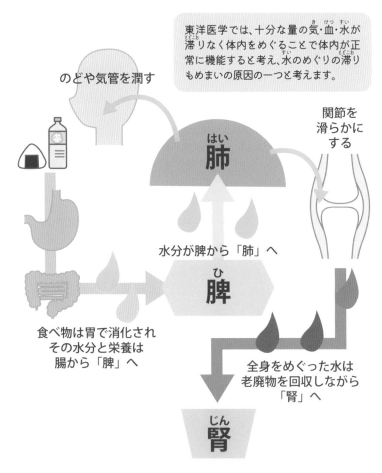

東洋医学では、十分な量の気・血・水が滞りなく体内をめぐることで体内が正常に機能すると考え、水のめぐりの滞りもめまいの原因の一つと考えます。

のどや気管を潤す

関節を滑らかにする

肺

水分が脾から「肺」へ

脾

食べ物は胃で消化されその水分と栄養は腸から「脾」へ

全身をめぐった水は老廃物を回収しながら「腎」へ

腎

118

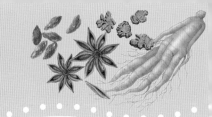

循環の漢方薬

　めまいやのぼせなどの場合、原因を特定することが難しいことも多く、症状や体質などを丁寧に聞き取ることが大切です。

●循環の漢方薬チャート

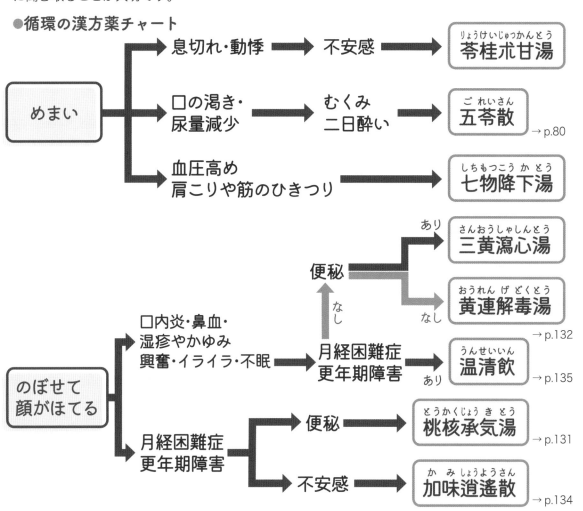

苓桂朮甘湯 （りょうけいじゅつかんとう）

甘草入

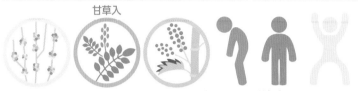

服用に適している体質(証)：虚弱　中等度

めまいがするにゃ

期待される作用

補気作用により、気を補って気のめぐりを助ける。
利水作用でからだにたまった水を取り除く。

■こんな症状のときに
体力中等度以下で、**めまいやふらつきがある場合。**
のぼせや動悸の症状、頭痛があるときにも用いる。

■注意点
高血圧や循環器系の疾患がある人の使用には注意する。
甘草による副作用が起こることがある。

■併用禁忌
特になし

■処方

| 医療用 | ツムラ　クラシエ薬品　コタロー |
| 一般用 | ツムラ　クラシエ薬品 |

配合の生薬

茯苓、白朮または蒼朮
　…利水作用

甘草…補気作用、
　　　健脾作用

桂皮…鎮静作用

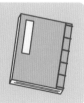

漢方薬の蘊蓄 －苓桂朮甘湯－

　苓桂朮甘湯の歴史は古く、中国の重要な医学書である『傷寒論』『金匱要略』にも記述がみられる。おもにめまいや立ちくらみなどに対して用いられており、耳鳴り、神経症など体に水がたまり過ぎたことによる症状に対して用いられる。

七物降下湯 （しちもつこうかとう）

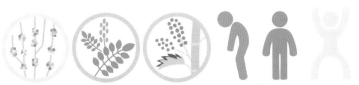

服用に適している体質(証)：虚弱　中等度

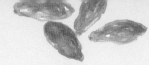

肩がこるにゃ

期待される作用

補血作用により、血を補い血液循環を改善する。補気作用で気を増やし高血圧などによる随伴症状を改善する。

■**こんな症状のときに**
胃腸障害を伴わない軽度高血圧に伴う随伴症状として、**肩こり**、頭痛、のぼせ、耳鳴りがある場合。

■**注意点**
下痢をしやすくお腹が冷えやすい**胃腸が弱い人には不向き**。

■**併用禁忌**
特になし

■**処方**

| 医療用 | ツムラ　オースギ　マツウラ　東洋 |
| 一般用 | クラシエ薬品　JPS　コタロー |

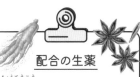

配合の生薬

釣藤鉤（ちょうとうこう）…神経興奮抑制、筋肉の緊張を除去

地黄（じおう）…解熱作用、滋養強壮、増血作用

当帰、川芎（とうき、せんきゅう）…補血作用、血流改善

芍薬（しゃくやく）…補血作用、鎮静作用、抗炎症作用、血管拡張作用

黄耆（おうぎ）…補気作用

黄柏（おうばく）…健胃作用、消炎作用、制吐作用

漢方薬の蘊蓄（うんちく）－七物降下湯（しちもつこうかとう）－

七物降下湯は7種類の生薬から構成される漢方薬で、漢方学者・大塚敬節によって考えられた漢方薬の一つである。大塚自身が眼底出血を発症したとき、「四物湯」をベースに、脳血管を拡張するために釣藤鉤、毛細血管を拡張するために黄耆、地黄による胃腸障害を防ぐために黄柏を加えて完成させた漢方薬である。

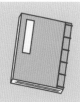

三黄瀉心湯 （さんおうしゃしんとう）

  大黄入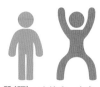

服用に適している体質(証)：中等度　充実

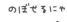 のぼせるにゃ

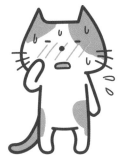

期待される作用

抗炎症作用により、からだのほてりや炎症を取り除く。
鎮静作用でイライラや神経の高ぶりを鎮める。

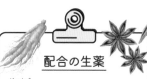

配合の生薬

大黄（だいおう）…清熱作用
黄連（おうれん）…抗不安作用
黄芩（おうごん）…抗炎症作用

■こんな症状のときに

体力が充実していて高血圧などによるのぼせ、便秘、肩こり、
耳鳴りなどがある場合。
更年期障害といわれる、不安、不眠、出血、イライラなど
の場合。

■注意点

大黄の作用が流産のリスクを高めるため、妊産婦への使用
は控える。

■併用禁忌

特になし

■処方

医療用　ツムラ　クラシエ薬品　コタロー

一般用　クラシエ薬品

漢方薬の蘊蓄（うんちく） －三黄瀉心湯（さんおうしゃしんとう）－

三黄瀉心湯の歴史は古く、苓桂朮甘湯同様『金匱要略』に記述がみられる。比較的
体力があり、がっしりとした体型の人がのぼせ気味で顔面紅潮している場合に用い
られる。また、便秘薬としても使われる。

女性のからだは7の倍数の年で変化する

　人間のからだや病気のメカニズムをどう考えるかを示した『黄帝内経』、中国最古のお薬事典『神農本草経』、急性の熱性疾患(傷寒)と慢性疾患(雑病)に分けて疾病のしくみと治療法を説いた『傷寒雑病論(現在は『傷寒論』と『金匱要略』として伝わる)は、中国医学の三大古典として、現代でも大切にされています。

　そのうち『黄帝内経』の問答集(素問)には、**女性のからだが7の倍数の年齢で変化していく**様を説明している記述があります。養命酒のCMでも有名な、あの説です。

　黄帝が尋ねます。
「年老いて子供を産めなくなるのは、子供を生み出す力や材料(精)が尽きるからか?それとも年齢でそう決まっているからか?」
　岐伯が答えます。
「女性は7才で、**成長エネルギー(腎気)が盛ん**になり、歯や髪はぐんぐん伸びます。
　14才で、**生殖エネルギー(天癸)**が作られるようになり、子宮から発する気血の通路(任脈や衝脈)がしっかりして月経も始まり、子供が産めるようになります。
　21才で、生殖のエネルギーが安定して強く、親しらずも生えそろいます。
　28才で、筋骨はしっかり堅く、髪はゆたかで**身体が充実**しています。
　35才で、陽明の脈が衰え、顔にしわが出はじめ髪も抜けはじめます。
　42才で、六腑につながる太陽・陽明・少陽の3つの陽経が衰え体の上部の衰えがさらに進んで、しわはより深く、**髪は白く**なります。
　49才で、子宮から発する気血の通路が衰え、生殖エネルギーは作られなくなり月経が止まります。それゆえ身体は衰えて子供が産めなくなります」

帝曰：人年老而無子者，材力尽邪？将天数然也？
岐伯曰：女子七歳，腎気盛，歯更髪長。
二七，而天癸至，任脈通，太衝脈盛，月事以時下，故有子。
三七，腎気平均，故真歯生而長極。
四七，筋骨堅，髪長極，身体盛壮。
五七，陽明脈衰，面始焦，髪始堕。
六七，三陽脈衰于上，面皆焦，髪始白。
七七，任脈虚，太衝脈衰少，天癸竭，地道不通，故形壊而無子也。

　黄帝とは、中国の伝説の皇帝で、漢民族の祖とされる一方で中国医学の祖として今日も尊敬を集めています。問答集(素問)は、岐伯をはじめ6人の名医が黄帝の問いに回答する形式で、中国医学の基本原理を説いています。

6 女性特有の不調

女性特有の不調(婦人病)の症状

　東洋医学で経血(精血)は、蔵血と感情をつかさどる肝に蓄えられた血(肝血)と、成長・生殖をつかさどる腎に蓄えられた精(腎精)とが合わさって生成されると考え(『類経図翼』)、生理痛や生理不順のほか、**更年期にみられるイライラ**といった婦人病は、おもに**肝や腎の不調**、あるいは**脾の不調**による体力低下によって生じやすいと説明されています。

生理痛

　生理痛を東洋医学では、①**冷えにより血のめぐりが悪くなって痛みが生じる**(寒邪)、②**ストレス**などによって気のめぐりが悪くなって痛みが生じる(気滞)、③**血も気もめぐりが悪く、体力虚弱な体質のため痛みが生じる**(瘀血)、と大きく3つの原因を挙げています。①の寒邪の場合には体を温めることで改善し、②の気滞の場合には気のめぐりをよくして滞った余分な気を発散させることで改善し、③の瘀血の場合には血を補うほか、血のめぐりもよくする滋養強壮作用のある漢方処方薬で改善を図ります。

【生理痛の図】

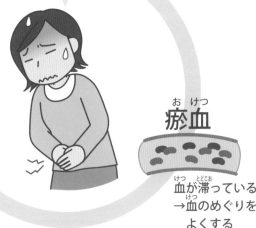

寒邪(かんじゃ)

からだ表面の熱を
取りつつからだの芯を
あたためる

気滞(きたい)

気が滞っている
→気のめぐりを
よくする

瘀血(おけつ)

血が滞っている
→血のめぐりを
よくする

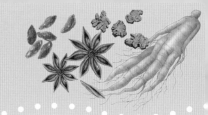

生理不順

東洋医学では、**強いストレスを受け続けると肝は肝気鬱結**（かんきうっけつ）という状態、すなわち気や血をめぐらせるはたらきが弱まり、気の滞り（気滞）（きたい）や血の滞り（瘀血）（けつ）が生じる、と考えられています。結果、気分が**落ちこみやイライラ、のどのつかえ感**といった症状のほか、女性の場合は生理不順や生理痛などを呈するとされます。とくに生理不順を「経乱」（けいらん）といい、気滞（きたい）や瘀血（おけつ）といった気血の滞り（けつ とどこお）のほか女子胞（子宮）が**冷えると生理が遅くなり**、一方**ストレス**などで肝の熱がこもったり肝が弱まって血を貯蔵する力が衰えると**生理が早まる**、などと考えられています。

【生理不順の図】

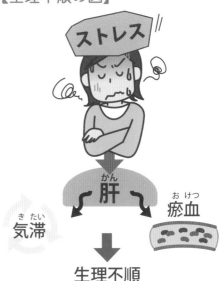

気滞（きたい）　肝（かん）　瘀血（おけつ）

生理不順

更年期障害

成長や生殖をつかさどる腎（じん）には、蓄えた精（せい）（生きるエネルギー）から天癸（てんき）といわれる生殖エネルギーを生成するはたらきがあるとされ、年を重ねると腎のはたらきもだんだん弱くなり、天癸も徐々に作られなくなって閉経する、と東洋医学では考えられています。

【閉経の図】

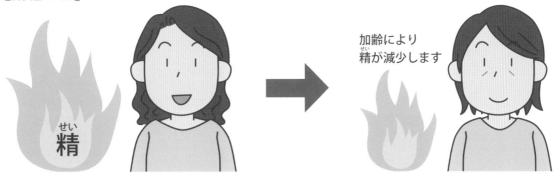

精（せい）　　加齢により精（せい）が減少します

第3章

6　女性特有の不調

🌿 女性特有の不調の漢方薬

　生理痛、生理不順、更年期障害のいずれも、東洋医学では体内をめぐる**気血の量の減少**が原因ととらえます。そこで、薬に求められる作用は①気血の通りをよくして**めぐる量を増やす**、②気血を**補う**、③気血の減少のもともとの原因である**体力低下を解消する**（滋養強壮）の３つが基本になります。そのほかにも、気をめぐらし血を蓄える肝がストレスなどにより不調をきたし気血のめぐりが減少していると考えられる場合には、不調の元凶である肝の熱をとって気血のめぐりを正常に近づけるなど、さまざまな処方で症状の改善にアプローチします。

●女性特有の不調の漢方薬チャート

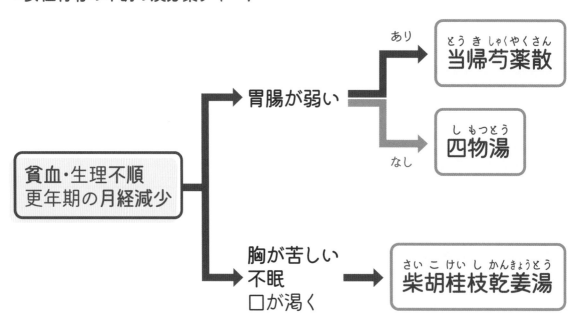

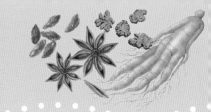

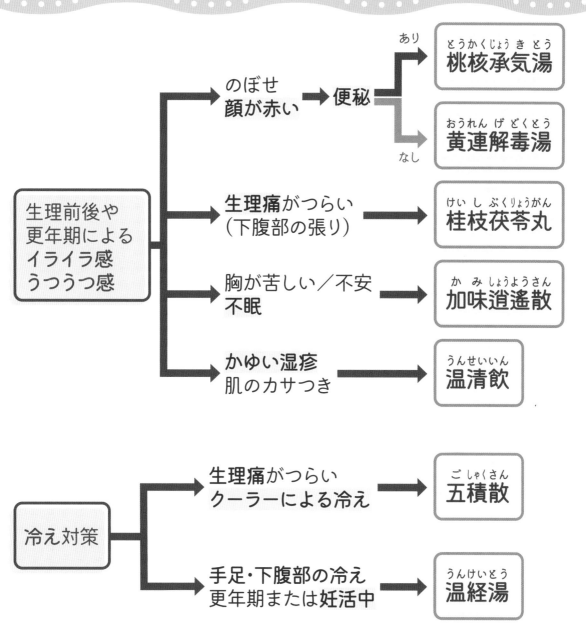

生理前後や更年期によるイライラ感うつうつ感
- のぼせ顔が赤い → 便秘
  - あり → **桃核承気湯**（とうかくじょうきとう）
  - なし → **黄連解毒湯**（おうれんげどくとう）
- 生理痛がつらい（下腹部の張り） → **桂枝茯苓丸**（けいしぶくりょうがん）
- 胸が苦しい／不安 不眠 → **加味逍遙散**（かみしょうようさん）
- かゆい湿疹 肌のカサつき → **温清飲**（うんせいいん）

冷え対策
- 生理痛がつらい クーラーによる冷え → **五積散**（ごしゃくさん）
- 手足・下腹部の冷え 更年期または妊活中 → **温経湯**（うんけいとう）

症状別よく処方される漢方薬　127

当帰芍薬散（とうきしゃくやくさん）

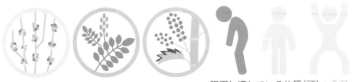

服用に適している体質(証)：虚弱

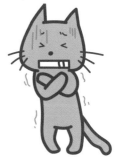

体が冷えるにゃ

期待される作用

補血作用により、血の不足を改善する。
利水作用により、むくみをとり冷えを改善する。
鎮痛作用により、痛みを改善する。

■こんな症状のときに
　体力があまりない女性で、体の疲れや冷え性、貧血、生理
　不順、むくみ、頭痛などを伴う場合。

■注意点
　胃腸が弱く食欲不振や吐き気などを起こしやすい人には
　不向き。

■併用禁忌
　特になし

■処方

| 医療用 | ツムラ　クラシエ薬品　コタロー |
| 一般用 | ツムラ　クラシエ薬品 |

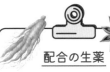

配合の生薬

当帰、川芎
　…補血・鎮痛作用
芍薬…血管拡張作用
白朮または蒼朮、沢瀉、
茯苓…利水作用

漢方薬の蘊蓄 − 当帰芍薬散 −

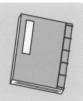

　当帰芍薬散は女性に対してよく使われる漢方薬。加味逍遙散と非常によく似た効
果をもち、血流不足や貧血症状を改善する。貧血の症状を訴えたときに、当帰芍薬
散は体力虚弱の人に、加味逍遙散は体力中等度以下の人にと使い分けられる。

四物湯（しもつとう）

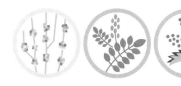 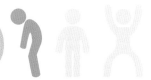

服用に適している体質（証）：虚弱

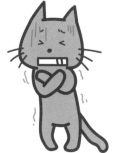

体が冷えるにゃ

期待される作用

血管拡張作用により、からだ全体を温め、皮膚を潤しホルモンバランスをととのえる。

■**こんな症状のときに**
女性向けの漢方薬で、冷え性や貧血気味、血色が悪い場合。生理不順、生理痛などの場合。

■**注意点**
食欲不振や吐き気、嘔吐、下痢などの症状がある場合は控える。

■**併用禁忌**
特になし

■**処方**

医療用　ツムラ　クラシエ薬品　コタロー
一般用　クラシエ薬品　JSP　コタロー

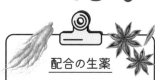

配合の生薬

当帰、川芎
…補血・鎮痛作用
芍薬…鎮痛作用、
　　　血管拡張作用
地黄…補血作用

漢方薬の蘊蓄 - 四物湯 -

　四物湯は血流不足に対して使われている漢方薬である。宋時代の医学書『和剤局方』に記載されていて漢方薬としての歴史は古い。四物湯はその名前の通り当帰、川芎、芍薬、地黄の4種類の生薬からなり、体全体の血流を改善するほか、筋肉の緊張や熱を取り除く。

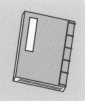

柴胡桂枝乾姜湯 （さいこけいしかんきょうとう）

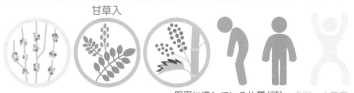

甘草入

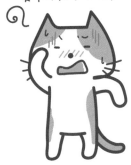

更年期障害かにゃ

服用に適している体質(証)：虚弱　中等度

期待される作用

解熱作用により、からだのほてりを改善する。
鎮静作用により、神経の疲れや不眠症、動悸を改善する。

■ **こんな症状のときに**

更年期障害による神経症や不眠症、貧血、からだのほてりを
伴う場合。寝汗をかいたりする場合。
かぜがこじれ、頭痛や微熱が続く場合。

■ **注意点**

甘草を含む漢方薬との併用注意。
甘草による副作用が起こることがある。

■ **併用禁忌**

特になし

■ **処方**

| 医療用 | ツムラ　クラシエ薬品　コタロー |
| 一般用 | クラシエ薬品　コタロー |

配合の生薬

柴胡（さいこ）…解熱・鎮静作用
桂皮（けいひ）…発汗促進作用
乾姜（かんきょう）…健胃・鎮痛作用
黄芩（おうごん）…解熱・止瀉作用
牡蛎（ぼれい）…鎮静作用
栝楼根（かろこん）…解熱・止瀉作用
甘草（かんぞう）…抗炎症作用

漢方薬の蘊蓄（うんちく）－柴胡桂枝乾姜湯（さいこけいしかんきょうとう）－

　柴胡桂枝乾姜湯は「柴胡剤」に分類され、最も体力が少なく虚弱体質の方に使われ
る漢方薬である。体力がなく、冷え性、貧血気味の痩せた人、神経過敏や動悸など
に対して使われる。歴史は非常に古く漢時代の『傷寒論』や『金匱要略』にはすでに記
載されている。

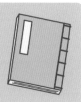

桃核承気湯（とうかくじょうきとう）

  甘草入 大黄入

服用に適している体質(証)：中等度　充実

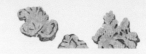 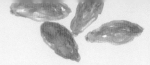

のぼせて顔が赤いにゃ

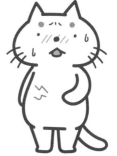

期待される作用

抗炎症作用により、からだのほてりを抑える。
鎮痛作用で痛みや不安、イライラ感を抑える。

■こんな症状のときに
体力充実した肥満体質で、顔面紅潮、のぼせ感や下腹部の
張りがあるほか、生理痛、生理由来の腰痛、便秘がある場合。

■注意点
体力が中等度以上の人向けの漢方であり、冷え性や虚弱体
質の人のほか、妊産婦には控える。
甘草による副作用が起こることがある。

■併用禁忌
特になし

■処方
医療用　ツムラ　クラシエ薬品　コタロー
一般用　ツムラ　クラシエ薬品

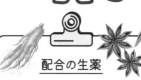

配合の生薬
大黄（だいおう）…瀉下・健胃作用
芒硝（ぼうしょう）…瀉下・利水作用
桃仁（とうにん）…鎮痛作用
桂皮（けいひ）…発汗促進作用
甘草（かんぞう）…抗炎症作用

漢方薬の蘊蓄（うんちく）－桃核承気湯（とうかくじょうきとう）－

桃核承気湯は血液循環改善を目的として、体力充実した人に対して用いられる漢
方薬である。桃核とは桃仁と同義で、桃の種の部分を意味している。承気とは気を
体中にめぐらせ元気を回復させる意味があり、名前でその効果を表している。漢時
代の『傷寒論』ですでに紹介されている。

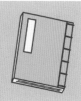

第3章

6　女性特有の不調

黄連解毒湯 （おうれんげどくとう）

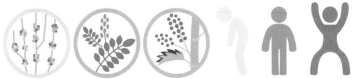

服用に適している体質(証)：中等度　充実

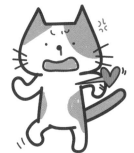

ドキドキ するにゃ

期待される作用

清熱作用により、体の熱や炎症を取り除く。

■こんな症状のときに

血圧が高くイライラ感がある場合。

のぼせやほてり、不眠、動悸、鼻出血などの出血性疾患や口
内炎などがある場合。更年期障害の症状がある場合。

■注意点

虚弱タイプの人には不向き。

寒がり、手足の冷えがある場合は用いない。

■併用禁忌

特になし

■処方

医療用　ツムラ　クラシエ薬品　コタロー

一般用　ツムラ　クラシエ薬品

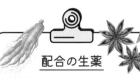

配合の生薬

黄連（おうれん）…健胃作用

黄芩（おうごん）…解熱・止瀉作用

黄柏（おうばく）…健胃・消炎作用

山梔子（さんしし）…清熱作用

漢方薬の蘊蓄（うんちく）－黄連解毒湯（おうれんげどくとう）－

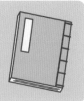

　黄連解毒湯は唐時代の『外台秘要方』に記載されている漢方薬である。黄連解毒湯
を構成する生薬には熱や炎症を鎮める作用があり、のぼせを取り除くと言われてい
る。口内炎のほか、飲み過ぎによる胃腸炎や二日酔いなどにも使われ、市販薬とし
ても幅広く使われる。

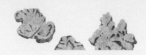
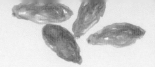

桂枝茯苓丸 （けいしぶくりょうがん）

服用に適している体質(証)：中等度

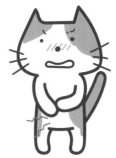

イライラするにや

期待される作用

血流改善作用により、血液のめぐりをよくしてからだ全体の熱を整える。
抗炎症作用で子宮や体の炎症を鎮める。

■こんな症状のときに

生理不順や、生理痛、頭痛、イライラなどの月経前症候群(PMS)の場合。
また、足の冷え、のぼせ感、にきびなどを伴う場合。

■注意点

疲労感が強く、**虚弱タイプの人には不向き**。
流早産の危険があるため妊婦は使用を控える。

■併用禁忌

特になし

■処方

医療用　ツムラ　クラシエ薬品　コタロー
一般用　ツムラ　クラシエ薬品

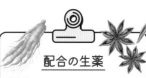

配合の生薬

桂皮(けいひ)…発汗促進作用
芍薬(しゃくやく)…抗炎症作用、血管拡張作用
茯苓(ぶくりょう)…利水作用
桃仁(とうにん)…血流改善作用
牡丹皮(ぼたんぴ)…血行促進作用

漢方薬の蘊蓄(うんちく) −桂枝茯苓丸(けいしぶくりょうがん)−

　桂枝茯苓丸は『金匱要略』に収載される漢方薬である。女性に多くみられる生理不順や生理痛、更年期障害に対して用いられてきた。漢方薬名に「丸」とつくことから本薬は「丸剤」として用いられ、生薬を細かくすりつぶした粉末をハチミツなどで固めていたことがわかる。

加味逍遙散（かみしょうようさん）

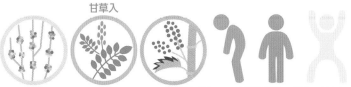

甘草入

服用に適している体質(証)：虚弱　中等度

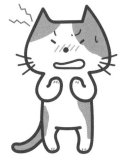

更年期障害かにゃ

期待される作用

血行促進作用により、血のめぐりをよくし、からだ全体を温める。
清熱作用で上半身の熱を冷ます。

■こんな症状のときに
更年期障害に伴うのぼせ感や頭痛、手足が冷える場合。
自律神経失調症によるイライラ感や不眠、精神神経症を伴う場合。
生理痛や生理不順で頭痛などを伴う場合。

■注意点
胃腸が弱く下痢などを引き起こしやすい人には不向き。
甘草による副作用が起こることがある。

■併用禁忌
特になし

■処方

| 医療用 | ツムラ　クラシエ薬品　コタロー |
| 一般用 | ツムラ　クラシエ薬品 |

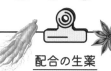

配合の生薬

柴胡、薄荷…解熱作用、
　　　　　　　　鎮静作用
芍薬、当帰…補血作用
白朮または蒼朮、生姜
　　　…発汗作用、鎮静作用
茯苓…利水作用
山梔子…清熱作用
甘草…抗炎症作用
牡丹皮…血行促進作用

漢方薬の蘊蓄 −加味逍遙散−

　加味逍遙散は別名「丹梔逍遙散」とも呼ばれ、代表的な婦人薬の一つである。加味逍遙散は古文書には登場しないが、原型の「逍遙散」は中国宋時代の『和剤局方』などに記述がみられる。時代の流れと共に逍遙散に山梔子、牡丹皮が追加され、今の加味逍遙散の配合になったと考えられる。

温清飲 （うんせいいん）

服用に適している体質(証)：中等度

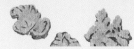

イライラするにゃ

期待される作用

血流改善作用により、血のめぐりをよくして体全体を温める。
止血作用があり月経過多に用いられる。

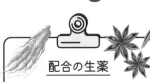

■こんな症状のときに

更年期障害によるのぼせ、イライラ感がある場合。
皮膚がかさついてのかゆみや湿疹などを伴う場合。
生理不順や生理痛などがある場合。

■注意点

胃腸が弱く下痢などを引き起こしやすい人には不向き。

■併用禁忌

特になし

■処方

　　医療用　ツムラ　クラシエ薬品　コタロー
　　一般用　ツムラ　クラシエ薬品

配合の生薬

当帰、川芎、芍薬
…補血作用、血流改善作用
地黄…補血作用
黄芩…抗炎症作用
黄柏…健胃・消炎作用
黄連…健胃作用
山梔子…清熱作用

漢方薬の蘊蓄 − 温清飲 −

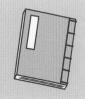

　温清飲は、補血薬・理血薬として使われている「四物湯」と清熱作用をもつ「黄連解毒湯」を合わせた漢方薬である。体にたまった熱を取り除き、のぼせやほてり感を改善する。明時代の『万病回春』に記述があり、更年期障害や生理不順などの婦人病に対して用いられてきた。

五積散 （ごしゃくさん）

 麻黄入　 甘草入　

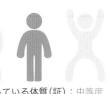

服用に適している体質(証)：中等度

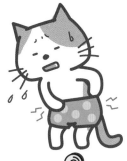
生理痛でつらいにゃ

期待される作用

血行促進作用により、血のめぐりを改善する。
利水作用で水分代謝を改善する。
発汗促進作用により、からだの冷えや痛みを改善する。

■ こんな症状のときに

腰痛や関節痛、生理痛、神経痛など血液循環、水分循環の
滞(とどこお)りによって引き起こされる冷えなどの症状がある場合。

■ 注意点

著しい虚弱タイプの人には不向き。
高血圧や心臓病など循環器系疾患を持つ人にも注意。
甘草による副作用が起こることがある。

■ 併用禁忌

特になし

■ 処方

医療用	ツムラ　コタロー　テイコク
一般用	クラシエ薬品　コタロー　JSP

麻黄(まおう)…鎮咳・鎮痛作用
大棗(たいそう)…強壮作用

配合の生薬

蒼朮(そうじゅつ)、茯苓(ぶくりょう)…利水作用
枳実(きじつ)…健胃作用
甘草(かんぞう)…抗炎症作用
厚朴(こうぼく)、陳皮(ちんぴ)
　…健胃・鎮咳作用
当帰(とうき)、川芎(せんきゅう)
　…補血・鎮痛作用
芍薬(しゃくやく)、白芷(びゃくし)…鎮痛作用
半夏(はんげ)…制吐作用
桔梗(ききょう)…去痰・鎮咳作用
桂皮(けいひ)…発汗促進作用
生姜(しょうきょう)…血行促進作用

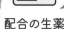

漢方薬の蘊蓄(うんちく) － 五積散(ごしゃくさん) －

　五積散の五積とは「気・血・痰・寒・食」が滞っていることを意味する。五積散は
それらの滞りを解消し、めぐりを改善するために考えだされ、宋時代の『和剤局方』
で紹介されている。16種類の生薬を含み幅広い効果を有するが、現在は一般的な
医療用医薬品としてはあまり使われていない。

温経湯 (うんけいとう)

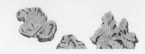
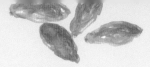

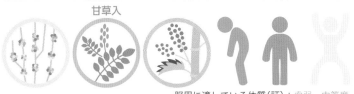
甘草入

服用に適している体質(証)：虚弱　中等度

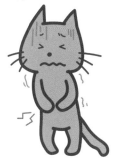
体が冷えるにゃ

期待される作用

手足のほてりなどからだ表面の補血作用により、血液量を補い血流を改善する。
熱を取り除きホルモンバランスをととのえる。

■**こんな症状のときに**

体力虚弱で冷え性な女性に対して使われ、生理不順や生理痛、更年期障害などの婦人病を伴う場合。不妊治療の補助薬としても用いる。

■**注意点**

胃腸が弱っている人には不向き。
甘草による副作用が起こることがある。

■**併用禁忌**

特になし

■**処方**

| 医療用 | ツムラ　　コタロー |
| 一般用 | クラシエ薬品 |

牡丹皮、生姜
　…血行促進作用
阿膠…造血作用

配合の生薬

麦門冬…抗不安作用
半夏…去痰・制吐作用
当帰、川芎
　…補血・鎮痛作用
芍薬…鎮痛作用
呉茱萸…健胃作用
甘草…抗炎症作用
桂皮…発汗促進作用
人参…健胃・強壮作用

漢方薬の蘊蓄 −温経湯−

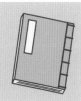

　温経湯は漢時代の書物である『金匱要略』に登場する古くから使われている漢方薬である。婦人病に対して用いられており、血のめぐりを改善し、生理不順、冷え、貧血、皮膚や肌の乾燥を改善。若い女性から更年期障害を伴う中年女性まで幅広く使われる。

7 心を穏やかにする薬

心の不調の症状

　ストレスによる不調やイライラ感、さらには不安や不眠などはいずれも、東洋医学では体内をめぐる気のめぐりの不調が原因ととらえます。そこで、薬に求められる効果は、①**気のめぐりをよくする**、②**気自体を補う**、により体内をめぐる気の量を増やすほか、熱の運搬・排出を担う血の不足で気の熱が上半身にたまり「カッカしている(気逆)」と考えられる場合には③**血も補う**、といった処方で諸症状の改善にアプローチします。

ストレス

　気は、血や水が体内をめぐる原動力(エネルギー)であると同時に、**気自体のめぐりが感情(気分)に深くかかわっている**、と東洋医学では考えます。そしてこの気のめぐりにもっとも影響するのが、現代人が抱えている**過度なストレス**です。

　ストレスがかかり気を消耗すると、体内の気が不足して(＝気虚)手足の冷えや倦怠感といった全身症状を呈します。

　また、ストレスで気のめぐりが滞る(＝気滞)と、のどやお腹など気が停滞している箇所がつまった感じになるほか、気分の落ち込み、イライラ感や不眠などといった精神の不調を呈します。

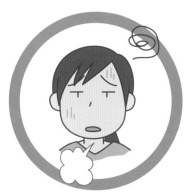

気虚(ききょ)

気が消耗して不足

☑ だるい
☑ 手足が冷たい

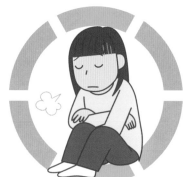

気滞(きたい)

気が滞っている

☑ 不安感
☑ のどやお腹が
　 つまった感じ

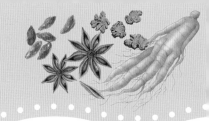

さらに、滞留した気が熱を帯びた結果、湯気が上へ上へと昇るように、体内の上半身に気が昇り、熱をうまく排出できないでいる状態が続く（＝気逆）と、些細なことでイライラし怒りっぽくなるほか、動悸・咳や息苦しさ・胃がムカムカするなどの身体の不調を呈するとされます。

気虚は手足が冷たくだるい、気滞は気分が重い、気逆は上半身がカッカして熱い、などと整理すると覚えやすいです。

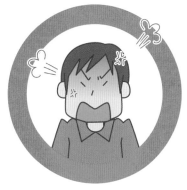

気逆(きぎゃく)

滞留した気が熱を帯び上半身に昇る

☑怒りっぽい
☑動悸
☑顔がカッカする

不眠

一口に「不眠」といっても、寝つきが悪いのか（**入眠障害**）、すぐ目が覚めてしまうのか（**中途覚醒**）、眠りが浅く「よく寝た」という実感が薄い（**熟眠感がない**）のかなど、症状はさまざまです。また、同じ「寝つきが悪い」という症状でも、**興奮して寝つけない**のか、**抑うつ気味**で神経質になっているからなのか、**からだが疲れ過ぎている**せいなのかなど、原因はまちまちです。東洋医学では、それらの原因をおもに気や血の不調でとらえ、それぞれの不調に応じた処方で気や血を適切なバランスに導くことで、諸症状の改善を図ります。

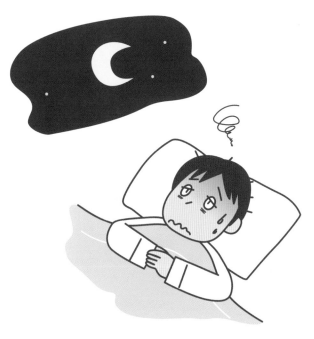

心の不調の漢方薬

心の不調は東洋医学では気と大きく関連していて、気のめぐりが滞る気滞、気が不足している気虚、気のめぐりが上半身に昇る気逆のいずれかにより起こるといわれています。症状を聞き取り、体質も考えてお薬を処方します。

●心の不調の漢方薬チャート図

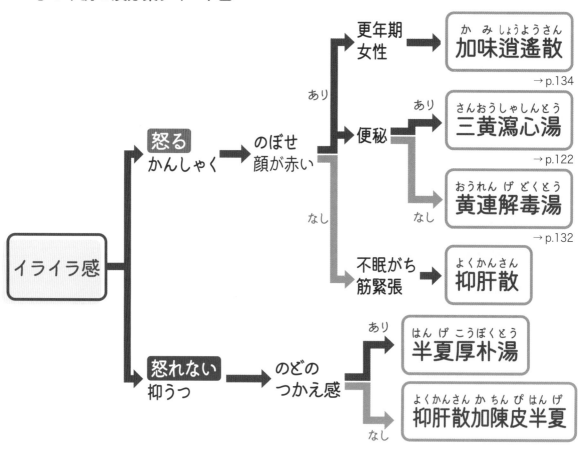

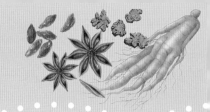

🌿 不眠の漢方薬

　不眠の場合は、気のめぐりをととのえることで症状が改善に向かうことがあります。症状と体質を聞き取り、お薬を処方します。

●不眠の漢方薬チャート図

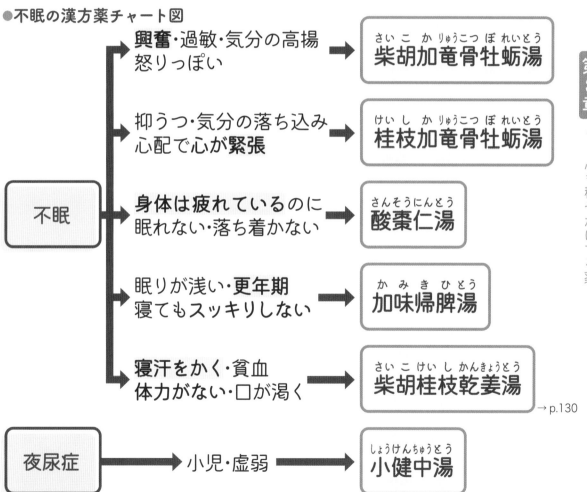

興奮・過敏・気分の高揚
怒りっぽい
→ 柴胡加竜骨牡蛎湯（さいこかりゅうこつぼれいとう）

抑うつ・気分の落ち込み
心配で心が緊張
→ 桂枝加竜骨牡蛎湯（けいしかりゅうこつぼれいとう）

不眠

身体は疲れているのに
眠れない・落ち着かない
→ 酸棗仁湯（さんそうにんとう）

眠りが浅い・更年期
寝てもスッキリしない
→ 加味帰脾湯（かみきひとう）

寝汗をかく・貧血
体力がない・口が渇く
→ 柴胡桂枝乾姜湯（さいこけいしかんきょうとう）

→ p.130

夜尿症 → 小児・虚弱 → 小健中湯（しょうけんちゅうとう）

抑肝散 （よくかんさん）

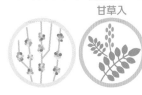
甘草入

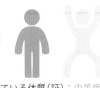

服用に適している体質(証)：中等度

イライラするにや

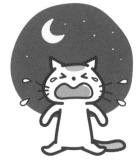

期待される作用

鎮静作用により、イライラや不眠を改善する。
鎮痙作用により、筋肉のこわばりや張りを改善する。

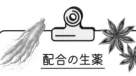
配合の生薬

■こんな症状のときに
精神神経症状としてイライラ感や不眠などを伴う場合。
手足の震えや痙攣、子どもの夜泣きやひきつけなどを伴う
場合。

■注意点
胃腸が弱く、食欲不振や吐き気、嘔吐や下痢などを起こし
やすい人は慎重に用いる。
甘草による副作用が起こることがある。

■併用禁忌
特になし

■処方

医療用	ツムラ　コタロー　オースギ
一般用	ツムラ　クラシエ薬品　コタロー

配合の生薬
柴胡(さいこ)…解熱・鎮痛作用
釣藤鈎(ちょうとうこう)…鎮静、鎮痙作用
蒼朮(そうじゅつ)(白朮(びゃくじゅつ))、茯苓(ぶくりょう)
　…利水作用
甘草(かんぞう)…抗炎症作用
当帰(とうき)、川芎(せんきゅう)
　…補血・鎮痛作用

漢方薬の蘊蓄(うんちく) －抑肝散(よくかんさん)－

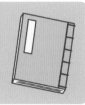

　漢方薬名において「肝」は人間の精神を表すといわれている。つまり、抑肝散は精神症状を抑えるという意味になり、効果・効能と一致している。抑肝散は宋時代の『保嬰撮要』に記載されている。認知症の周辺症状や統合失調症、パーキンソン病などの脳神経症状にも使われている。

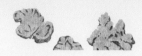

半夏厚朴湯 （はんげこうぼくとう）

服用に適している体質(証)：中等度

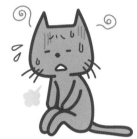

気分が落ちこむにゃ

期待される作用

鎮静作用により、神経の興奮を抑える。
去痰・制吐作用により、のどのつかえ感を和らげる。

■こんな症状のときに
　心身共に疲れやすく、気にしやすく気分がふさぎがちなど
　不安神経症の症状がある場合。
　のどのつかえや喘鳴、気管支喘息などがある場合。
　神経性胃炎の症状がある場合。

■注意点
　ほてりやのぼせなどがある場合は用いない。

■併用禁忌
　特になし

■処方
　医療用　ツムラ　クラシエ薬品　コタロー
　一般用　ツムラ　クラシエ薬品

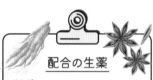

配合の生薬

半夏（はんげ）…去痰・制吐作用
厚朴（こうぼく）…健胃・鎮咳作用
茯苓（ぶくりょう）…利水・鎮静作用
蘇葉（そよう）…健胃作用
生姜（しょうきょう）…血行促進作用

漢方薬の蘊蓄（うんちく） －半夏厚朴湯（はんげこうぼくとう）－

　半夏厚朴湯は半夏と厚朴を主薬とし、のどのつかえや吐き気、咳を鎮め気分を落ち着かせる作用をもつ。妊婦のつわりに用いられる漢方薬としても有名。また、精神不安による不眠症や神経性胃炎、更年期神経症などにも用いられることが多い。

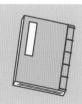

抑肝散加陳皮半夏 （よくかんさんかちんぴはんげ）

甘草入

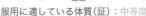
服用に適している体質(証)：中等度

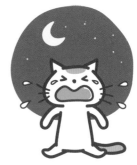
イライラするにゃ

期待される作用

抗精神作用により、精神症状を改善する。
鎮痙作用により、筋肉のこわばりや張りを改善する。

■ **こんな症状のときに**

イライラ感や不眠などの精神症状がある場合。

子どもの夜泣き、ひきつけなどの場合。

手足の震えや痙攣などがある場合。

■ **注意点**

胃腸が弱く食欲不振が多い人への服用は適さない。

甘草による副作用が起こることがある。

■ **併用禁忌**

特になし

■ **処方**

[医療用] ツムラ　コタロー

[一般用] クラシエ薬品　コタロー　ウチダ

配合の生薬

柴胡（さいこ）…解熱・鎮痛作用

釣藤鈎（ちょうとうこう）…鎮静、鎮痙作用

蒼朮（そうじゅつ）（白朮（びゃくじゅつ））、茯苓（ぶくりょう）
　…利水作用

甘草（かんぞう）…抗炎症作用

陳皮（ちんぴ）…健胃・鎮咳作用

半夏（はんげ）…制吐作用

当帰（とうき）、川芎（せんきゅう）
　…補血・鎮痛作用

漢方薬の蘊蓄（うんちく）－抑肝散加陳皮半夏（よくかんさんかちんぴはんげ）－

　抑肝散加陳皮半夏は『本朝経験方』で紹介されている漢方薬で、大阪の道修谷に医院を構えた北山友松子（きたやまゆうしょうし）という名医が考えだした漢方といわれている。北山医師は明からの亡命者、馬栄宇と長崎丸山の遊女の間に生まれ、無料で治療を施しながら名医として名を馳せた。

柴胡加竜骨牡蛎湯 （さいこかりゅうこつぼれいとう）

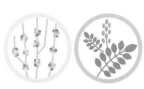 大黄入

服用に適している体質(証)：中等度　充実

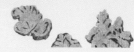
イライラするにゃ

期待される作用

鎮静作用により、神経の高ぶりを抑える。

■こんな症状のときに
高血圧に伴う随伴症状として神経症や動悸を伴う場合。
ストレスによる神経の高ぶりや精神不安、不眠がある場合。

■注意点
体が虚弱で胃腸が弱く、軟便や下痢を起こしやすい人への
服用は適さない。
血圧が低い人。

■併用禁忌
特になし

■処方

医療用	ツムラ　クラシエ薬品　コタロー
一般用	ツムラ　クラシエ薬品

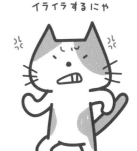

配合の生薬

柴胡（さいこ）…解熱・鎮痛作用
竜骨、牡蛎（りゅうこつ、ぼれい）…鎮静作用
黄芩（おうごん）…解熱・止瀉作用
大黄（だいおう）…瀉下・健胃作用
茯苓（ぶくりょう）…利水作用
半夏（はんげ）…制吐作用
人参、大棗（にんじん、たいそう）…強壮作用
生姜（しょうきょう）…血行促進作用
桂皮（けいひ）…発汗促進作用

漢方薬の蘊蓄（うんちく）－柴胡加竜骨牡蛎湯（さいこかりゅうこつぼれいとう）－

　柴胡加竜骨牡蛎湯は、主にパニック障害や自律神経失調症などの症状で使われ
ている漢方薬である。精神科医や内科医が使用する機会が多いが、すぐに効果を
実感できない場合もある。柴胡加竜骨牡蛎湯には、大黄が含まれていないものも
あり、妊婦の場合、大黄が含まれていないものを用いる方がよい。

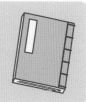

桂枝加竜骨牡蛎湯 （けいしかりゅうこつぼれいとう）

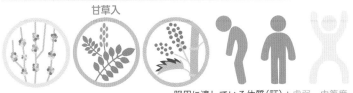

甘草入

服用に適している体質(証)：虚弱　中等度

眠れないにゃ

期待される作用

鎮静作用で神経興奮や高ぶりを抑える。

■こんな症状のときに

神経症や精神面由来の動悸、性的機能低下などの場合。

神経質で不眠などがある場合。

ささいなことが気になる場合。

■注意点

充実タイプの人は不向き。

甘草による副作用が起こることがある。

■併用禁忌

特になし

■処方

医療用　ツムラ　クラシエ薬品　コタロー

一般用　クラシエ薬品　JSP

配合の生薬

桂皮（けいひ）…発汗促進作用
竜骨、牡蛎（りゅうこつ ぼれい）…鎮静作用
芍薬（しゃくやく）…血管拡張作用
甘草（かんぞう）…気管支拡張作用
大棗（たいそう）…強壮作用
生姜（しょうきょう）…健胃作用

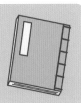

漢方薬の蘊蓄（うんちく）−桂枝加竜骨牡蛎湯（けいしかりゅうこつぼれいとう）−

　桂枝加竜骨牡蛎湯は桂枝湯（けいしとう）に竜骨と牡蛎が加わった漢方薬であり、『金匱要略』にも記載されている。竜骨と牡蛎は、鎮静作用を期待するときに多くみられる組み合わせであり、驚きやすい、緊張しやすいという自覚症状がある場合に用いられる。

酸棗仁湯 （さんそうにんとう）

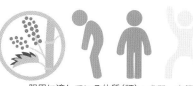

甘草入

服用に適している体質（証）：虚弱　中等度

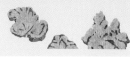

眠れないにゃ

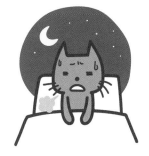

期待される作用

鎮静作用により、神経を鎮めて寝つきをよくする。

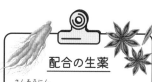

■こんな症状のときに

体力があまりなく、神経過敏な状態により心身が疲れ、眠れない場合。
ストレスによるめまいやふらつきがある場合。

■注意点

緩下作用のある生薬が配合されているので、食欲がなく、
嘔吐や下痢などの胃腸が弱い人は注意。
甘草による副作用が起こることがある。

■併用禁忌

特になし

■処方

医療用　ツムラ　オースギ

一般用　クラシエ薬品　JPS　コタロー　イスクラ

配合の生薬

酸棗仁（さんそうにん）…鎮静作用
知母（ちも）…清熱作用
茯苓（ぶくりょう）…利水作用
川芎（せんきゅう）…補血・鎮痛作用
甘草（かんぞう）…抗炎症作用

漢方薬の蘊蓄（うんちく）－酸棗仁湯（さんそうにんとう）－

　酸棗仁湯は漢時代の『金匱要略』に記され、心身疲労し、病身、老人などで体力が
衰え、不眠で夜間に目がさえてしまうときに使われてきた。鎮静作用がおもな作用
で、不眠症に対して使われる。繊細で神経質、心身が疲れた人に多く用いられてい
る。

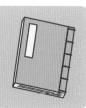

加味帰脾湯（かみきひとう）

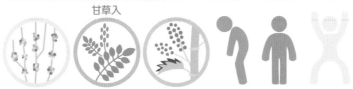

甘草入

服用に適している体質(証)：虚弱　中等度

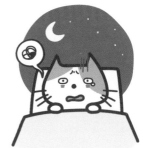

不安で眠れないにゃ

期待される作用

健胃作用により、胃腸を丈夫にする。
補血作用で貧血症状を改善する。
鎮静作用で不安や緊張、イライラ感を鎮める。

■こんな症状のときに

血色が悪く、貧血、精神不安、不眠症などを伴う場合。
寝汗、微熱などがある場合。

■注意点

ほてりやのぼせなどがある場合の使用は注意する。
甘草による副作用が起こることがある。

■併用禁忌

特になし

■処方

| 医療用 | ツムラ　クラシエ薬品　オースギ |
| 一般用 | クラシエ薬品　JPS |

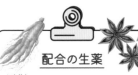

配合の生薬

人参（にんじん）…健胃・強壮作用
黄耆（おうぎ）、蒼朮（白朮）（そうじゅつ びゃくじゅつ）、茯苓（ぶくりょう）
　…利水作用
甘草（かんぞう）…抗炎症作用
生姜（しょうきょう）…健胃作用
大棗（たいそう）…強壮作用
酸棗仁（さんそうにん）、遠志（おんじ）…鎮静作用
竜眼肉（りゅうがんにく）、当帰（とうき）…補血作用
木香（もっこう）…利水・消炎作用
柴胡（さいこ）…解熱・鎮痛作用
山梔子（さんしし）…清熱作用

漢方薬の蘊蓄（うんちく） －加味帰脾湯（かみきひとう）－

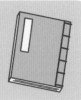

　加味帰脾湯は明時代の漢方書物『内科摘要』に記述があり、帰脾湯（きひとう）に柴胡と山梔子を加えた漢方薬である。14種類もの生薬が配合され、その中でも竜眼肉という非常に珍しい生薬が配合されている。竜眼肉は血液を補う効果があり、薬膳やお菓子の材料として使われることもある。

小建中湯 （しょうけんちゅうとう）

甘草入

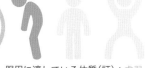

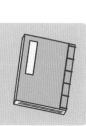

体力がないにゃ

服用に適している体質(証)：虚弱

期待される作用

健胃作用により、胃腸の調子をととのえる。

■こんな症状のときに

胃腸が弱く体力がなく虚弱体質の人に対して、体力をつけ
体を丈夫にする。
子どもの夜泣きにも用いられる。

■注意点

α‐グルコシダーゼ阻害薬を併用している場合、おならが
出やすくなるために注意が必要。
甘草による副作用が起こることがある。

■併用禁忌

特になし

■処方

医療用　ツムラ　コタロー　オースギ
一般用　ツムラ　クラシエ薬品　JSP

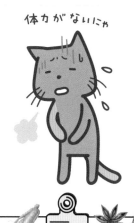

配合の生薬

膠飴、大棗…強壮作用
甘草…抗炎症作用
生姜…健胃作用
桂皮…発汗促進作用
芍薬…血管拡張作用

漢方薬の蘊蓄 − 小建中湯 −

　小建中湯の漢方薬に含まれる「中」は体の中心である胃腸を指し、胃腸を丈夫にす
るという意味がある。漢時代の『傷寒論』や『金匱要略』に記載されている。小建中湯
は漢方薬のベースとなっており、黄耆を加えると黄耆建中湯、当帰を加えると帰耆
建中湯になる。

8 肥満症

肥満症の症状

　美食や過食で肥満になって痛風や関節痛の痛みが悪化する、肥満に至らなくても「水を飲んでも飲んでものどが渇く」という飲水病(糖尿病)を発症するなど、東洋医学でも古くから食による害(食毒)は認識され、治療の対象でもありました。今日では、肥満は**水の滞り(水毒／水滞)の状態**にあるか、もしくは栄養的には過剰なのに排泄量が少ない**食の滞り(食毒)の状態**にあるととらえ、余分な水分や老廃物を排出するよう促す処方が主流です。しかし、いずれの漢方薬においても、**服用に併せて食生活や運動習慣といった生活習慣を見直す必要がある**ことを、しっかり伝えることが大切です。最近では、ダイエット用サプリメントと同じ感覚で「やせる漢方薬」を探しに来られるお客様もありますが、肥満症向けの漢方薬は食べたことを「なかったことに」する魔法のサプリなどではなく、正常な排泄を促したり、食べ過ぎの原因であるストレスを調整する「お薬」であることを、まず理解してもらいましょう。

水太り(水毒／水滞) …防己黄耆湯

　水のめぐりに滞りが生じ、余分な水の排出がうまくなされていない状態を、東洋医学では**水毒／水滞**といいます。症状としては、**むくみやめまい**のほか、余分な水でからだが冷えるため**だるさ(倦怠感)**を訴える人も多く、さらには多尿・頻尿・下痢など排泄物にも水分が過剰で**体内が余った水でちゃぽちゃぽしているイメージ**です。外見では色白(≒皮膚が薄い)・ぽっちゃりタイプが典型とされます。

　肥満症の観点ではいわゆる「水太り」に分類され、体内の水の滞りを取り余分な水分を排出する作用のある**防己黄耆湯**が適しています。

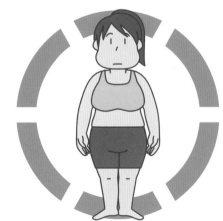

水毒／水滞

水が滞って体内で過剰となる

☑むくみ
☑めまい
☑倦怠感
　などを伴う肥満症

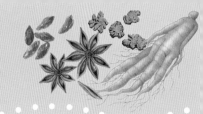

過食（食毒）…防風通聖散

現代では、コンビニエンスストアやデリバリーなど食の流通も充実し、食べ物へのアクセスがより簡単になりました。さらに、食生活の欧米化に加えファストフードや菓子、清涼飲料水などがあふれ、自然と糖質や脂質が過剰になりやすい環境にあるともいえます。これら食品は高栄養のため相対的に食べる量は減少し、その結果、排便が滞って**食毒**から肥満を呈する場合もあります。**便秘を伴う肥満には防風通聖散**が適しているといわれます。

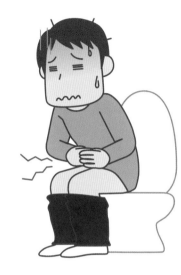

食毒

食物の排泄が滞っている

☑便秘
☑血圧高め
などを伴う肥満症

ストレス太り…大柴胡湯

現代はストレスの時代ともいわれます。「食べることが好き」というわけでもないのに、**イライラ**してついスナック菓子に手が伸び、気づけば一袋完食してしまった…など、**ストレスから暴飲暴食**をくりかえし、その結果、肥満を呈している場合、イライラ感をケアすることで肥満の解消につながることがあります。

東洋医学では、イライラ感を、**肝が熱をもっている状態**ととらえ、その熱を取ることでイライラを鎮める処方が多くあります。肥満解消という観点では**大柴胡湯**のほか、更年期障害によるイライラ感であれば**加味逍遙散**（→p.134）なども適しています。

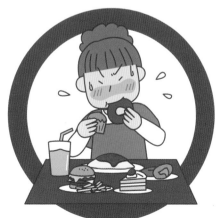

ストレス

ストレスをため込んでつい食べ過ぎる

☑イライラ感
☑抑うつ感
などを伴う肥満症

防已黄耆湯（ぼういおうぎとう）

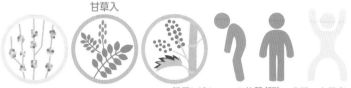

甘草入

服用に適している体質(証)：虚弱　中等度

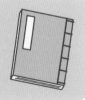

ポッチャリしてるにゃ

期待される作用

利水作用で余分な水分を排泄し、水太り体質の肥満・むくみ・多汗を改善する。
駆瘀血作用や抗炎症作用で、生理不順や生理痛にも使用される。

■**こんな症状のときに**
比較的体力がやや低下しており、色白で筋肉のあまりない
"ぽっちゃり肥満"の場合。
水太りによる浮腫や倦怠感、汗かき、関節痛などの症状。

■**注意点**
充実タイプの肥満には用いない。
甘草による副作用が起こることがある。

■**併用禁忌**
特になし

■**処方**

| 医療用 | ツムラ　コタロー　オースギ |
| 一般用 | ツムラ　クラシエ薬品　JPS |

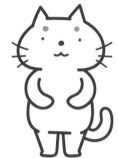

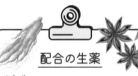

配合の生薬

黄耆…利水作用
白朮(蒼朮)
　…健胃・利水作用
防已…駆瘀血作用
大棗…強壮作用
生姜…健胃作用
甘草…抗炎症作用

漢方薬の蘊蓄 −防已黄耆湯−

　中国医学の祖、張仲景の著書『金匱要略』に記載がある。「風湿、脈浮、身重く、汗出で悪風する者」という記述から、水太りで色白、汗をかきやすく、体力の落ちた虚証タイプの体質を正すために適した処方。利水作用のある生薬を多く配合するため、水滞が原因のむくみ、関節痛などにも効果がある。

防風通聖散 （ぼうふうつうしょうさん）

 麻黄入　 甘草入　 大黄入　

服用に適している体質（証）：充実

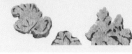
お腹が出てるにゃ

期待される作用

利水作用により肥満を改善する。
瀉下作用により、腸内に滞っている便の排泄を促す。
肥満症の人の高血圧に伴う諸症状（肩凝り、のぼせ、動悸）に
も効果がある。

■ **こんな症状のときに**

体力充実で、お腹の皮下・内臓脂肪の多い便秘気味な肥満症。
肥満によるのぼせや吹き出ものがある場合。
いわゆる"生活習慣病"の体質の人に使われることが多い。

■ **注意点**

熱を冷ます生薬が多く、**冷え性の人には不向き。**
甘草による副作用が起こることがある。

■ **併用禁忌**

特になし

■ **処方**

| 医療用 | ツムラ　クラシエ薬品　コタロー |
| 一般用 | ツムラ　クラシエ薬品　コタロー |

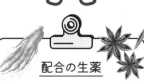

配合の生薬

滑石、連翹…利水・消炎作用
山梔子…清熱作用
黄芩、石膏、荊芥、防風、麻黄
　…解熱作用
桔梗…去痰・排膿作用
白朮、生姜…健胃作用
甘草…抗炎症作用
大黄、芒硝…瀉下作用
川芎、当帰…補血・鎮痛作用
芍薬…血管拡張作用
薄荷…健胃・駆風作用

漢方薬の蘊蓄 − 防風通聖散 −

　主薬の"防風"に由来しており、聖人（優れた人）が作った「防風が主薬の価値高い
薬」という意味をもつ。中国の金元四大家の一人、劉完素の著書『宣明論』が出典の
漢方薬。やせ薬のイメージがあるが"肥満症の人に適している処方"というだけで、
ダイエット目的に使用するものではない。

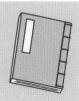

大柴胡湯 （だいさいことう）

  大黄入

服用に適している体質（証）：充実

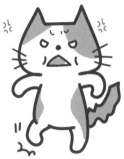

ストレス太りだにゃ

期待される作用

瀉下作用により、腸内に滞っている便の排泄を促す。
解熱作用により、肥満気味な体質を改善する。

■ こんな症状のときに
体力はあるが、食生活の乱れやストレスで肥満気味。
肥満に伴う便秘、お腹の張りがあるほか、耳鳴り・肩凝り、
頭痛等を伴う場合。

■ 注意点
疲労感が強く、手足が冷える**虚弱タイプの人には不向き**。
下痢や軟便の場合には症状悪化の恐れあり。使用を避ける。

■ 併用禁忌
特になし

■ 処方

| 医療用 | ツムラ　クラシエ薬品　コタロー　オースギ　テイコク |
| 一般用 | ツムラ　クラシエ薬品 |

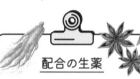

配合の生薬

柴胡（さいこ）、黄芩（おうごん）
　…解熱・鎮痛作用
半夏（はんげ）…制吐作用
生姜（しょうきょう）…血行促進作用
芍薬（しゃくやく）…鎮痛作用
大棗（たいそう）…利水作用
枳実（きじつ）…健胃作用
大黄（だいおう）…瀉下作用

漢方薬の蘊蓄（うんちく）－大柴胡湯（だいさいことう）－

　柴胡という炎症を抑える生薬を主薬とした漢方。小柴胡湯（しょうさいことう）という一字違いの漢方
も存在する。大小の「大」であるように、小柴胡湯と比較して体力が充実している人
に向いている。ストレスが多く暴飲暴食をしがちな現代の日本では、適している人
が多い漢方の一つ。

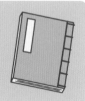

ダイエットと漢方薬

　肥満症と一口に言っても、何が原因と考えるかによってアプローチの仕方が異なります。漢方において健康とは気・血・水が過不足なく体内をめぐり、バランスがとれている状態です。反対に病気とは、気・血・水のめぐりが滞ってどこかで過剰になっているか、気・血・水の絶対量が足りなくてめぐる量が不足しているかでバランスを崩している状態と考えます。過剰であれば発散させ、足りなければ補うのが、漢方薬の基本的な役割ですが、今日、漢方において肥満は大きく次の3つに分類されます。

・水が不足し血が滞っていて老廃物の排出がうまくいっていない（便秘）

・水が滞ってむくんでいる

・更年期などでイライラし過食になっている

　まず、老廃物の排出がうまくいっていないとされるタイプは、ベースとなる体力は充実していて「冷え性」でもなく、しっかり食べている人です。余分なものを排泄（便秘を解消）し、血のめぐりを改善させる（代謝を改善させる）ことで、肥満の改善を図ります。代表的な漢方処方が防風通聖散（→ p.153）です。なお防風通聖散は本来、身体を芯から温め熱とともに風邪・寒邪といった体内に侵入した悪いものを排出する、滞った老廃物や体内にこもった熱を便とともに排出する、体内における水のかたよりをととのえる、という作用をもつ漢方薬で、いわゆる「やせ薬」ではありません。日本漢方において、新陳代謝が滞った結果、臓器に毒として堆積しているものを排出するという目的で本薬をさかんに用いた流派があり、おそらくはその影響から「やせ薬」というイメージが定着したものと考えられます。

　次に、水が滞ってむくんでいて水太りの状態にあるとされるタイプは、ベースの体力が弱っていて（虚弱）、疲れやすく、とくに食べ過ぎているというわけでもありません。そのため、体を温め、胃をはじめとする内臓のはたらきを高めるとともに、強壮も図りながら、体内で滞っている水分の排出を促します。代表的な漢方処方は防已黄耆湯（→ p.152）です。防已には血の滞りを解消する駆瘀血作用があり、黄耆には水のかたよりをととのえ排出する利水作用があります。

　最後に、過食の原因が更年期特有のホルモンバランスの乱れによるイライラなどからきているタイプの場合、漢方では血のめぐりをととのえて過食などの不都合な状態を解消するというアプローチもなされます。更年期症状の原因の一つを血の滞りと考え、更年期の主症状を、排泄されずに体内に残った気が上半身で渋滞してのぼせやイライラの原因となり、水が下半身で渋滞して冷え症を引き起こしている、と解釈する漢方では、桂枝茯苓丸（→ p.133）などで血の滞りをととのえ、結果、過食の原因であるイライラを解消することで、更年期の肥満の解消も目指します。

9 痔・排尿トラブル

痔

　痔には肛門の周りにいぼのような突起物ができて痛み、破裂して出血するいぼ痔（外痔核）や、肛門の上皮が切れて出血する切れ痔、肛門周辺の炎症がもとで生じた膿がたまり、破れて排出される痔ろうがあります。どちらも、便秘や下痢の状態が続いていたり、長時間、座位の状態が続いたりすることが原因といわれています。また、香辛料の効いた刺激物の食べ過ぎにより起こることもあります。

　東洋医学では、痔は脾・胃が衰えて内臓が下に下がった状態（＝脾虚・胃虚）に、おしりの皮膚や校門周囲の粘膜が圧迫されて血が滞った状態（＝瘀血）が重なると、外痔核が結節する**いぼ痔**や、直腸粘膜が結節してできた内痔核が肛門から外に出てしまう**脱肛**といった症状が引き起こされるとし、抗炎症作用と便をやわらかくする作用のある**乙字湯**が選択されます。さらに、**切れ痔**により出血が著しい場合などには、補血作用のある**芎帰膠艾湯**が使われます。

【痔の種類】

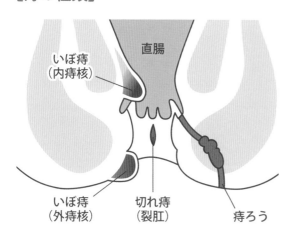

- いぼ痔（内痔核）
- 直腸
- いぼ痔（外痔核）
- 切れ痔（裂肛）
- 痔ろう

【痔の考え方】

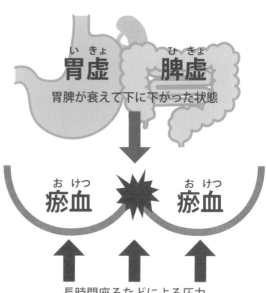

胃虚（い　きょ）　脾虚（ひ　きょ）

胃脾が衰えて下に下がった状態

瘀血（お　けつ）　瘀血（お　けつ）

長時間座るなどによる圧力

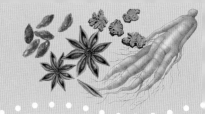

排尿トラブル

　おもな排尿トラブルに、**頻尿**、**尿量減少**や**排尿困難**(おしっこがでにくい)、**排尿痛**などがあります。頻尿は、尿意を感じる回数が増えるだけでなく、残尿感があってすっきりしないなどの不快感も伴うことが多く、高齢の方に症状が出やすいとされています。尿量減少とは、加齢などにより膀胱が固くなり、貯められる尿量が減る現象ですが、一回に排出できる尿量が減少するため、必然的にトイレに行く回数が増加する(頻尿)ことにつながります。排尿痛は、膀胱や尿道が細菌に感染して膀胱炎や尿道炎を発症している場合などに感じやすく、排尿時のツンとした痛みが代表的ですが、違和感を感じて落ち着かないといった自覚症状を呈する場合もあります。尿道が短い女性の方が、こういった尿路感染症は発症しやすい傾向にあります。

　東洋医学において、**頻尿や尿量減少・排尿困難**については、加齢により腎精が減少して腎の機能が弱まる腎虚に加え、血が滞る瘀血の状態になると発症しやすいと考えられ、腎や血を補う処方の**八味地黄丸**などがよく選択されます。一方排尿痛については、腹中の湿熱が泌尿器に下降してきたために尿道などに熱がこもることが原因とされ、排尿を促すほか消炎作用も期待される**猪苓湯**などが使われます。

【排尿トラブルの考え方】

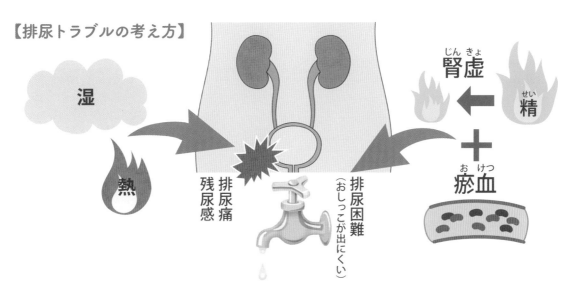

痔の漢方薬

痔は、東洋医学では湿邪と熱邪による湿熱によって起こるととらえられています。痔の状態とあわせて、出血の頻度もお薬の処方の際に聞き取るようにします。

●痔の漢方薬チャート

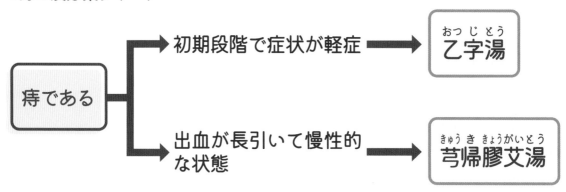

痔である

初期段階で症状が軽症 ➡ 乙字湯（おつじとう）

出血が長引いて慢性的な状態 ➡ 芎帰膠艾湯（きゅうききょうがいとう）

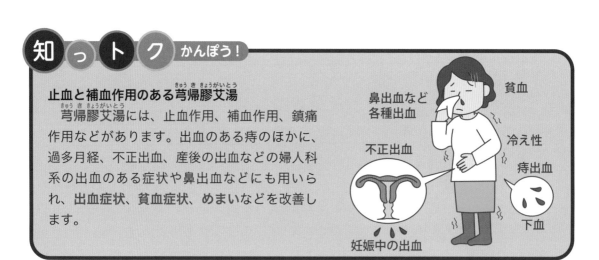

知っトク かんぽう!

止血と補血作用のある芎帰膠艾湯（きゅうききょうがいとう）

芎帰膠艾湯には、止血作用、補血作用、鎮痛作用などがあります。出血のある痔のほかに、過多月経、不正出血、産後の出血などの婦人科系の出血のある症状や鼻出血などにも用いられ、出血症状、貧血症状、めまいなどを改善します。

鼻出血など各種出血

貧血

不正出血

冷え性

痔出血

下血

妊娠中の出血

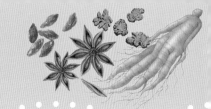

排尿トラブルの漢方薬

　排尿トラブルには、頻尿と尿量減少のどちらの症状もあることが多いようですが、**猪苓湯**が広く用いられます。頻尿があり**のぼせ感**がある場合は**六味丸**、尿量減少があり、**冷え症**がある場合は**牛車腎気丸**、尿量減少で**高齢**の場合は**八味地黄丸**などが用いられます。牛車腎気丸と八味地黄丸はむくみがあるかなどが選別のポイントにもなります。

●排尿トラブルの漢方薬チャート

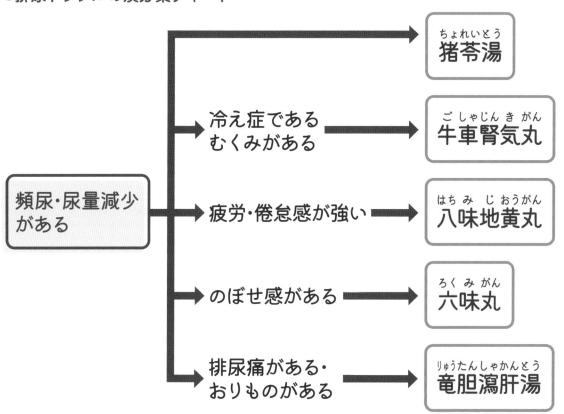

乙字湯 （おつじとう）

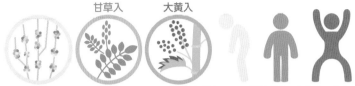

甘草入　　大黄入

服用に適している体質(証)：中等度　充実

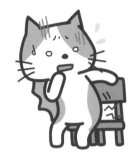

お尻が痛いにゃ

期待される作用

鎮痛作用により痛みを抑えることで、痔による苦痛を和らげる。
瀉下作用があり、胃腸のはたらきをととのえ便を柔らかくし排便を促す。

■こんな症状のときに

中程度の体力があり、あまり症状がひどくない切れ痔やいぼ痔の痛みがある場合。
便秘傾向で、肛門や陰部の痛みやかゆみ、排便時の痛み、軽度の出血がある場合。

■注意点

もともと軟便気味や**胃腸が著しく虚弱な人には不向き**。
甘草による副作用が起こることがある。

■併用禁忌

特になし

■処方

医療用	ツムラ　クラシエ薬品　コタロー　オースギ　テイコク
一般用	ツムラ　クラシエ薬品

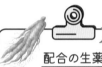

配合の生薬

甘草（かんぞう）…抗炎症作用
柴胡（さいこ）…解熱・鎮痛作用
黄芩（おうごん）…解熱作用
大黄（だいおう）…瀉下・健胃作用
当帰（とうき）…補血・鎮痛作用
升麻（しょうま）…痔疾の改善

漢方薬の蘊蓄（うんちく）－乙字湯（おつじとう）－

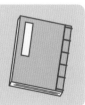

　江戸時代の漢方医、原南陽の著書『叢桂亭医事小言（そうけいていいじしょうげん）』が原典で、後に浅田宗伯が改良したとされる漢方薬。デスクワークが増えた現代の日本では、大人の三人に一人は痔を抱えているともいわれているため、処方が適する人に遭遇する機会は意外と多いかもしれない。

芎帰膠艾湯 （きゅうききょうがいとう）

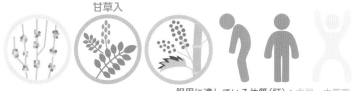

甘草入

服用に適している体質（証）：虚弱　中等度

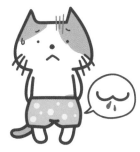

ずっと出血してるにゃ

期待される作用

止血作用により、痔による出血を止めて貧血を改善する。その他、女性の過多月経や不正出血などを抑える作用もある。

■こんな症状のときに

体力の低下した人で痔出血、下血などの症状がある場合。出血が長びいてしまった人の血を補う。貧血によるめまい・手足の冷えにも。

■注意点

体力がしっかりある**充実タイプの人には不向き**。
胃腸が弱い場合も不向き。
甘草による副作用が起こることがある。

■併用禁忌

特になし

■処方

| 医療用 | ツムラ |
| 一般用 | なし |

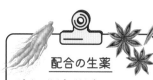

配合の生薬

当帰、地黄、川芎
…補血作用
芍薬…鎮痛作用
阿膠…造血作用
艾葉…止血作用
甘草…抗炎症作用

漢方薬の蘊蓄 －芎帰膠艾湯－

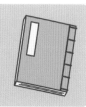

　艾葉や阿膠など止血作用や造血作用をもつ生薬を配合した処方。艾葉はヨモギの葉のことである。芎帰膠艾湯は血を補いながら、補った血が出てしまわないように止血する力もあわせもつ漢方薬で、痔の出血やそれに伴う貧血症状に対して広く使われている。体力の鑑別には注意。

猪苓湯 （ちょれいとう）

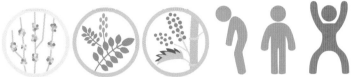

服用に適している体質(証)：虚弱　中等度　充実

期待される作用

利水作用により、頻尿や尿がなかなか出ないなどの排尿困難を改善する。尿結石や排尿痛、血尿などを伴う膀胱炎などにも効果がある。

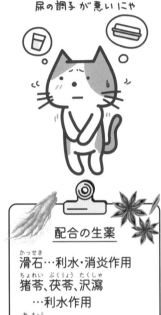

尿の調子が悪いにゃ

■こんな症状のときに

体力にこだわらず使用可能で、口がよく渇いて残尿感や頻尿などの排尿トラブルがある場合。

結石を伴う場合や、血尿、排尿痛などがある場合にも使用することがある。

■注意点

滑石は熱を冷ます作用があるため、**冷え性の人に使用する際には使用後の体調変化に注意**する。

■併用禁忌

特になし

■処方

| 医療用 | ツムラ　クラシエ薬品　コタロー　オースギ　テイコク |
| 一般用 | ツムラ　クラシエ薬品　JPS |

配合の生薬

滑石（かっせき）…利水・消炎作用
猪苓、茯苓（ぶくりょう）、沢瀉（たくしゃ）
　…利水作用
阿膠（あきょう）…補血作用

漢方薬の蘊蓄（うんちく）－猪苓湯（ちょれいとう）－

　漢方医学の古典である『傷寒論』が原典。「渇して水を飲まんと欲し小便利せざれば、猪苓湯之を主る」とされるように、口が渇きやすい人の排尿トラブルに適している。東洋医学では外から入り込む"邪"が排尿トラブルを引き起こすと考えられているため、利水作用をもつ生薬が配合されている。

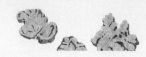
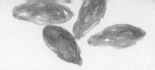

牛車腎気丸（ごしゃじんきがん）

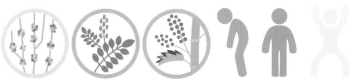

服用に適している体質(証)：虚弱　中等度

期待される作用

利水作用により尿の出を良くしたり、逆に尿が多い人の症状を調節して改善し、体内の余分な水分量をコントロールすることで、浮腫を改善する。

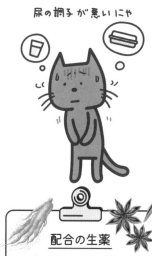

尿の調子が悪いにゃ

■こんな症状のときに

冷え性で、疲れやすい人の頻尿や尿量減少、多尿などの**排尿トラブル**がある場合。足腰にしびれや痛みがある。排尿がうまくいかないことが原因で、浮腫を伴っている場合。

■注意点

体力がしっかりある**充実タイプの人には不向き**。暑がり・赤ら顔の人にはも使用を避ける。
胃腸が弱い場合も不向き。

■併用禁忌

特になし

■処方

医療用　ツムラ

一般用　クラシエ薬品

配合の生薬

地黄、山茱萸…補血作用
牛膝、牡丹皮…駆瘀血
　　　　　　　作用
山薬…強壮作用
車前子、沢瀉、茯苓
　…利水作用
桂皮…発汗促進作用
附子…鎮痛・健胃作用

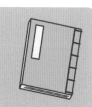

漢方薬の蘊蓄 － 牛車腎気丸 －

　中国南宋時代の厳用和の著書『厳氏済生方』にある処方。八味地黄丸に"牛膝"と"車前子"を加えて、利水作用を高めたもの。「腎虚して腰重く、足腫し、小便利せざるを治す」の記述通り、体力が低下した腎虚(特に下半身の機能が低下する)による排尿トラブルによく用いられる。

八味地黄丸（はちみじおうがん）

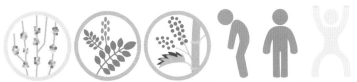

服用に適している体質(証)：虚弱　中等度

期待される作用

利尿作用により尿の出を良くしたり、逆に尿が多い人の症状を調節して改善する。
特に、お年寄りの夜間の頻尿に対して効果が期待される。

■こんな症状のときに

疲労・倦怠感が強い中年以降で、夜間頻尿や尿量減少などの排尿トラブルがある場合。
足腰の痛みやしびれにも用いる。

■注意点

体力がしっかりある**充実タイプの人には不向き**。
暑がり・赤ら顔の人への使用には注意。
胃腸が弱い場合も不向き。

■併用禁忌

特になし

■処方

医療用　ツムラ　クラシエ薬品　オースギ

一般用　クラシエ薬品

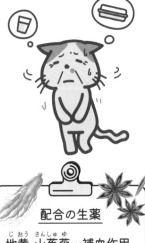

尿の調子 が 悪い にゃ

配合の生薬

地黄、山茱萸…補血作用
山薬…補腎作用、強壮作用
沢瀉、茯苓…利水作用
牡丹皮…駆瘀血作用
桂皮、附子…補腎作用

漢方薬の蘊蓄 － 八味地黄丸 －

　漢方医学の古典である『金匱要略』の処方。牛車腎気丸よりも作用がマイルドで「虚労、腰痛、小腹拘急し、小便利せざる者」の記述から、特にお年寄りの排尿トラブルに適した漢方薬。江戸時代には精力剤としても用いられており、子だくさんの徳川家康が愛用していたともいわれている。

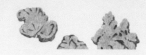

六味丸 （ろくみがん）

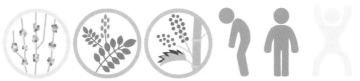

服用に適している体質（証）：虚弱　中等度

期待される作用

利水作用により尿の量を調節して改善する。
八味地黄丸、牛車腎気丸と同じく体内の余分な水分量を
コントロールする。

■こんな症状のときに
体力低下し疲れやすく頻尿や尿量減少がある場合。
八味地黄丸から附子と桂皮を抜いており、体がほてり、
のぼせ感がある人向け。

■注意点
胃腸が弱い場合には不向き。
食欲不振や吐き気がある人は悪化する恐れがあるため使用
を避ける。

■併用禁忌
特になし

■処方

医療用　ツムラ　クラシエ薬品

一般用　クラシエ薬品

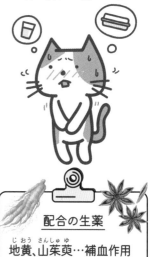

尿の調子 が 悪い にゃ

配合の生薬

地黄、山茱萸…補血作用
山薬…補腎作用、強壮作用
沢瀉、茯苓…利水作用
牡丹皮…駆瘀血作用

漢方薬の蘊蓄 – 六味丸 –

　八味地黄丸から体を温める"桂皮"と"附子"を抜いた6剤の生薬からなる。これに
よって、ほてりのある人に適する漢方薬として使用可能になる。"沢瀉""茯苓""牡丹
皮"の3剤が主薬である"地黄""山茱萸""山薬"による作用を穏やかにして、体力が
低下したお年寄りにも用いることができる。

竜胆瀉肝湯（りゅうたんしゃかんとう）

甘草入
  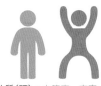

服用に適している体質(証)：中等度　充実

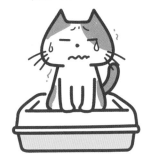
排尿しにくいにゃ

期待される作用

鎮痛・抗炎症作用で炎症を鎮め痛みを和らげる。おもに
泌尿器のトラブルに使用する。排尿痛や残尿感、尿道炎、
おりものなどがある場合に用いる。

■**こんな症状のときに**
比較的体力があり、炎症を伴う排尿痛や残尿感、おりも
のなどの症状がある場合。
痛みだけでなく、かゆみがある場合にも用いることがある。

■**注意点**
胃腸が弱い場合には不向き。
甘草による副作用が起こることがある。

■**併用禁忌**
特になし

■**処方**
医療用　ツムラ
一般用　クラシエ薬品

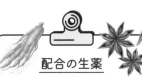

配合の生薬

地黄、当帰…補血作用
おうごん さんしし りゅうたん
黄芩、山梔子、竜胆
…消炎作用、鎮静作用
しゃぜんし たくしゃ もくつう
車前子、沢瀉、木通
…利水作用
かんぞう
甘草…抗炎症作用

漢方薬の蘊蓄 – 竜胆瀉肝湯 –

　原典は、中国明時代の『薛氏十六種』。「小便渋滞、或いは婦人陰瘻痒痛、男子陽
挺腫脹、或いは膿水を出すを治す」と記述があるように排尿トラブルによって起きた
排尿痛、膀胱炎などに適している。竜胆(リンドウの根)が配合されているため、苦
味が強いと感じる人が多い。

西洋の薬も多くは植物由来—アスピリンの歴史—

「痛み」は飢餓とともに有史以来人間にとって最大の苦しみであり、「痛みを止める（鎮痛作用）」のは薬に期待される最大の効能効果のひとつでした。およそ人類が文明を築き始めたころより、飢餓を回避するために「なにが食べられるか」「どうすればたくさん収穫できるか」といった農耕の情報・技術が世代を超えて蓄積・継承されてきたように、痛みを軽減する作用のある植物は洋の東西を問わず探され、珍重され、用いる技術（処方）は宗教的な呪術や儀式の一部として、あるいは医術として大切に護り伝えられてきたのです。

今日私たちが服用する鎮痛剤にも、長い歴史があるものは少なくありません。

消炎・解熱・鎮痛作用をもつ**アスピリン**は、**セイヨウシロヤナギ（*Salix alba*）に由来**しますが、古くは紀元前5世紀、古代ギリシャの医聖・ヒポクラテスが鎮痛や解熱にセイヨウシロヤナギの樹皮や葉を用いたといわれます。時代が下ってローマの記録には「セイヨウシロヤナギは痛風に薬効がある」という記述がみられます。一方インドや中国でも、紀元前より**歯痛止め**にヤナギ（楊）の枝を用いられたことが知られ、今日の日本でも「楊枝」にその名残が見られます。さて、セイヨウシロヤナギはその後、**中世ヨーロッパでは煎じ液が解熱鎮痛剤として流通**しましたが、大航海時代に南米よりキニーネ（アンデス山脈に自生するキネの樹皮から摂れる解熱薬）やコカ（南米の原住民・アイマラ族が、コカの葉を痛み止めなどに用いていたのが始まりとされる）がもたらされ、一旦は廃れます。セイヨウシロヤナギが再び歴史の表舞台に登場するのは**1700年代中盤**、高価な**キナの代用品**としてセイヨウシロヤナギの効果がロンドンの王立協会に報告されたのが再評価の始まりでした。それから約100年後、**鎮痛・解熱効果をもつ成分物質が分離同定され**サリシンと名づけられましたが、強烈な苦みのほか、胃障害をもたらすなどの強い副作用もありました。それらが克服されたのは1897年、ドイツの化学者でバイエル社に勤めていた**ホフマンがアセチルサリチル酸の合成に成功したことにより**ます。1899年にはアスピリンとして発売されると爆発的に売れ、バイエル社に巨万の富をもたらしました。ちなみに、ホフマンの父親はリウマチ患者で、苦いサリチル酸（サリシンを精製したもの）を服用していたようで、それが彼の研究のきっかけになったと伝えられています。

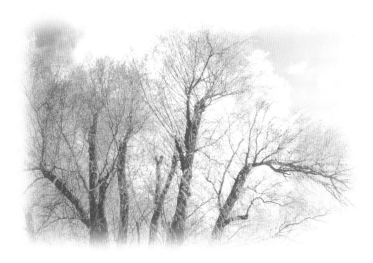

10 皮膚トラブル

皮膚トラブルの症状

　肌荒れやじんましん、にきびなどの皮膚疾患は、東洋医学では熱邪・湿邪・寒邪・風邪といった外的要因により引き起こされやすい、ととらえられています。赤みやかゆみを伴う場合のほか、患部が乾燥してかさかさした症状のものや、反対にじゅくじゅくと湿った症状のものもあります。

肌荒れ・じんましん

　肌荒れやじんましんは、暑さや寒さなどの外的要因に限らず、**気・血・水のバランスが崩れるといった内的要因によっても発症する場合があります。**またじんましんは、発疹がかゆみを伴うことが多く、慢性化する場合もあります。

【肌荒れ・じんましんの原因】

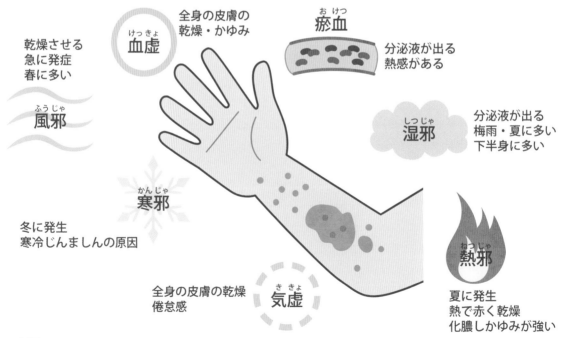

血虚（けっきょ）
全身の皮膚の
乾燥・かゆみ

瘀血（おけつ）
分泌液が出る
熱感がある

風邪（ふうじゃ）
乾燥させる
急に発症
春に多い

湿邪（しつじゃ）
分泌液が出る
梅雨・夏に多い
下半身に多い

寒邪（かんじゃ）
冬に発生
寒冷じんましんの原因

熱邪（ねつじゃ）
夏に発生
熱で赤く乾燥
化膿しかゆみが強い

気虚（ききょ）
全身の皮膚の乾燥
倦怠感

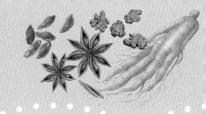

にきび

　思春期のにきびには**熱邪が大きく影響する**といわれています。体内に熱がこもり、患部に炎症を引き起こし、にきびとなります。にきびが化膿（かのう）して膿（うみ）がたまると、慢性化することもあるので、早めに対処します。

【にきびの症状】

成長のため、脾胃（ひい）の活動過多・飲食の乱れなどにより、胃熱や脾胃湿熱（ひいしつねつ）が発生

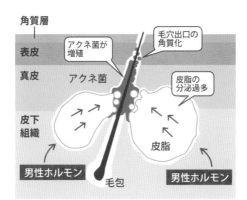

角質層

表皮

真皮

皮下組織

アクネ菌が増殖

毛穴出口の角質化

アクネ菌

皮脂の分泌過多

皮脂

男性ホルモン

毛包

男性ホルモン

女性は排卵期から生理前は血熱が生じる

外傷

　打ち身やねんざは、東洋医学では急性の瘀血（おけつ）ととらえます。あかぎれやしもやけも、血（けつ）のめぐりが悪くなることで起こります。

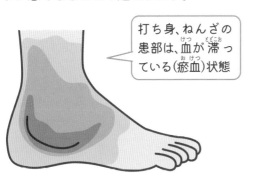

打ち身、ねんざの患部は、血（けつ）が滞（とどこお）っている（瘀血（おけつ））状態

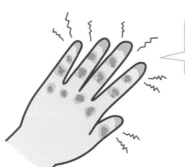

あかぎれ・しもやけは、血（けつ）のめぐりが悪くなって起こる

🌿 肌荒れ・じんましんの漢方薬

　肌荒れやじんましんの場合、多くはかゆみを伴います。患部が乾燥しているのか、分泌物がでてじゅくじゅくとした状態なのかで、処方するお薬は異なります。

● 肌荒れ・じんましんの漢方薬チャート

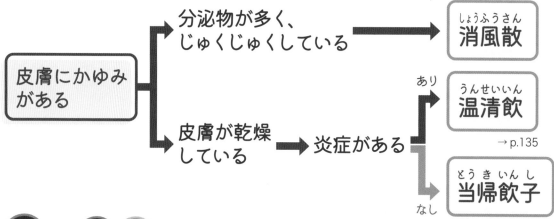

皮膚にかゆみがある
　→ 分泌物が多く、じゅくじゅくしている → **消風散**（しょうふうさん）
　→ 皮膚が乾燥している → 炎症がある
　　　→ あり → **温清飲**（うんせいいん） → p.135
　　　→ なし → **当帰飲子**（とうきいんし）

知っトク　かんぽう！

瞑眩とは（めんげん）

　漢方薬を服用しはじめると、一時的に症状が悪化したかのような変化がからだに起きることがあります。これを瞑眩（めんげん）といいます。漢方薬の種類によってその症状はさまざまですが、皮膚疾患の場合、炎症や発疹がひどくなることがあります。それは、薬の成分が皮膚の表面近くにある鬱血の瘀血（うっけつ・おけつ）をからだの外に排出している過程で、患部が悪化しているようにみえるのです。アトピー性皮膚炎など皮膚のかゆみや炎症に、十味敗毒湯や消風散（じゅうみはいどくとう・しょうふうさん）を用いる場合は瞑眩（めんげん）が起こりやすいので、事前に説明しておきましょう。

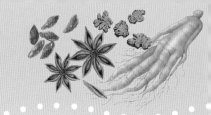

にきび・じんましんの漢方薬

にきびは、思春期に多くみられます。炎症の状態によりお薬を判断します。

●にきび・じんましんの漢方薬チャート図

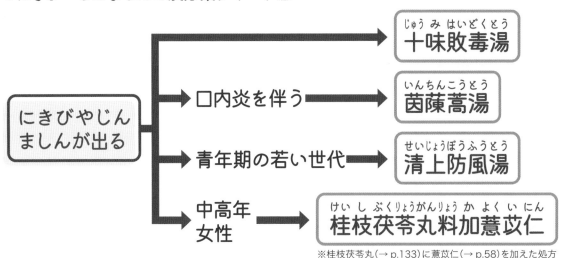

にきびやじんましんが出る

→ 十味敗毒湯（じゅうみはいどくとう）

口内炎を伴う → 茵蔯蒿湯（いんちんこうとう）

青年期の若い世代 → 清上防風湯（せいじょうぼうふうとう）

中高年女性 → 桂枝茯苓丸料加薏苡仁（けいしぶくりょうがんりょうかよくいにん）

※桂枝茯苓丸（→ p.133）に薏苡仁（→ p.58）を加えた処方

外傷の漢方薬

打ち身やねんざの初期の場合は、患部の熱を取ることで症状を和らげます。あかぎれやしもやけの場合は、患部の血のめぐりをよくするための塗り薬を使います。

●外傷の漢方薬チャート

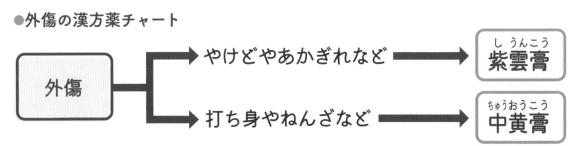

外傷

やけどやあかぎれなど → 紫雲膏（しうんこう）

打ち身やねんざなど → 中黄膏（ちゅうおうこう）

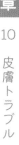

消風散 （しょうふうさん）

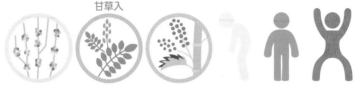

甘草入

服用に適している体質（証）：中等度　充実

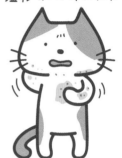

湿疹 がかゆいにゃ

期待される作用

抗炎症作用、解毒作用で、強いかゆみにも効果がある。
解熱作用で、からだの表面の熱感をとる。

■こんな症状のときに
　比較的体力があり、かゆい部位に分泌物が多く、じゅく
じゅくしているような湿疹やあせも、水虫など。
　皮膚のかゆみが強く、かゆい部位が熱感をもっている場合。

■注意点
胃腸が弱く、下痢や吐き気がちな人には不向き。
甘草による副作用が起こることがある。

■併用禁忌
　特になし

■処方

| 医療用 | ツムラ　コタロー　オースギ |
| 一般用 | ツムラ　クラシエ薬品 |

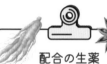

配合の生薬

地黄、当帰…補血作用
石膏…鎮静・解熱作用
甘草…抗炎症作用
蒼朮、木通…利水作用
苦参…解熱・消炎作用
防風、荊芥…鎮痛作用
知母…清熱作用
胡麻、牛蒡子、蝉退
　　…解毒作用

漢方薬の蘊蓄 −消風散−

　漢方医学では「風は百病の長」とされており、皮膚の表面を風がなでるだけでかゆみを起こすといわれていた。中国明時代の陳実功の著書『外科正宗』には「風湿血脈に浸淫し、瘡疥を生ずるに至り、掻痒絶えざるを治す」と記述があり、この風を消すことでかゆみを止める。

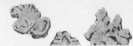
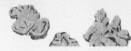

当帰飲子 （とうきいんし）

   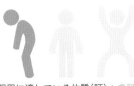

甘草入

服用に適している体質(証)：虚弱

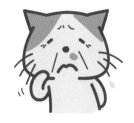

乾燥して かゆいにゃ

期待される作用

補血作用で、かゆみを伴う皮膚の乾燥を和らげる。

■こんな症状のときに

皮膚に異常はないが、お年寄りなどで皮膚が乾燥してかさかさになってかゆみを伴う場合に。

冷え性で顔色があまりよくない、貧血気味の人に使うことが多い。

■注意点

体力充実タイプの人には不向き。

分泌物が多い場合のかゆみには用いない。

甘草による副作用が起こることがある。

■併用禁忌

特になし

■処方

医療用 ツムラ　一般用 クラシエ薬品　コタロー

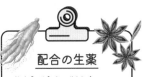

配合の生薬

地黄、当帰、川芎
…補血作用
芍薬…鎮痛作用
何首烏…強壮作用
蒺藜子…消炎作用
防風、荊芥
…解熱・鎮痛作用
黄耆…利水作用
甘草…抗炎症作用

漢方薬の蘊蓄 － 当帰飲子 －

血を補給する四物湯をベースに、さらにかゆみ止めの力を強めた漢方薬である。「血虚生風」「風邪外襲」の証の人に適しており、血を補う生薬や、百病の長である風から身を守るとされる"防風"が用いられる。血虚の特徴である肌がカサカサしたお年寄りに用いられる。

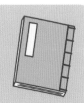

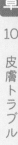

十味敗毒湯 （じゅうみはいどくとう）

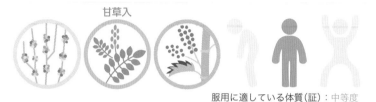

甘草入

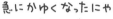

服用に適している体質(証)：中等度

急にかゆくなったにゃ

期待される作用

抗炎症作用で炎症やかゆみを抑える。
排膿作用で膿を体外にだす。

■ こんな症状のときに

体力中等度の人で、じんましんやにきび、水虫などのかゆみの強い皮膚のトラブル症状がある場合。
急性の化膿性皮膚疾患の場合。

■ 注意点

疲労感が強く、体力が衰えて胃腸の弱い**虚弱タイプの人には不向き。**
甘草による副作用が起こることがある。

■ 併用禁忌

特になし

■ 処方

医療用 ツムラ　クラシエ薬品　コタロー　オースギ　テイコク
一般用 ツムラ　クラシエ薬品

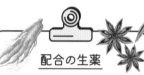

配合の生薬

桔梗（ききょう）…排膿作用
甘草（かんぞう）…抗炎症作用
柴胡（さいこ）、独活（どくかつ）、荊芥（けいがい）
　　…解熱・鎮痛作用
川芎（せんきゅう）…補血・鎮痛作用
樸樕（ぼくそく）…収斂作用（しゅうれん）
茯苓（ぶくりょう）…利水作用
防風（ぼうふう）…解熱・鎮痛・止血作用
生姜（しょうきょう）…血行促進作用

漢方薬の蘊蓄（うんちく）－十味敗毒湯（じゅうみはいどくとう）－

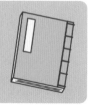

　江戸時代の漢方医である華岡青洲（はなおかせいしゅう）の著書『瘍科方筌』が原典。華岡は通仙散（つうせんさん）という現代でいう"麻酔薬"の作用がある漢方薬を使用して、世界で初めて外科手術を成功させたことで有名な医学者。「癰疽、及び諸般の瘡腫起る」と記述があり、化膿したにきび治療には最も適した処方。

茵蔯蒿湯（いんちんこうとう）

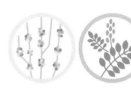 大黄入

服用に適している体質（証）：中等度　充実

期待される作用

利胆作用で体全体の機能を調節する肝機能をコントロールする。
瀉下作用により便の排泄を改善する。

■ **こんな症状のときに**
　体力中等度以上の、便秘がちでじんましんや皮膚炎、口内炎などの症状がある場合。
　かゆみのほか、痛みがある場合にも用いる。

■ **注意点**
　胃腸が弱く、下痢や吐き気がちな人には不向き。
　体力が低下している虚弱タイプの人にも使用は避ける。

■ **併用禁忌**
　特になし

■ **処方**
　医療用　なし
　一般用　その他

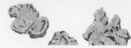
じんましんが かゆいにゃ

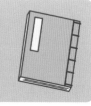

配合の生薬
茵蔯蒿（いんちんこう）…利胆・消炎作用
山梔子（さんしし）…清熱作用
大黄（だいおう）…瀉下・健胃作用

漢方薬の蘊蓄（うんちく）－茵蔯蒿湯（いんちんこうとう）－

　配合されている生薬が3剤のみのシンプルな処方。東洋医学において"肝"は排泄や、全身の気、胃腸の機能の調節などに大きな役割を果たすと考えられている。本来排泄しなければいけない便が滞ると、体内に邪が広がり皮膚症状が引き起こされる。皮疹だけでなくかゆみにも使用される。

第3章

10　皮膚トラブル

清上防風湯 （せいじょうぼうふうとう）

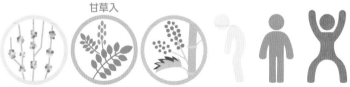

甘草入

服用に適している体質(証)：中等度　充実

ニキビができたにゃ

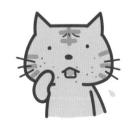

期待される作用

抗炎症作用により、化膿した湿疹や炎症で赤くなった
にきびやおできを改善する。

■こんな症状のときに
体力中程度以上の人で、顔や頭部など上半身の皮疹があ
る場合。
赤ら顔でのぼせ気味の青年期(比較的若い世代)のにきび
によく使われる。

■注意点
胃腸が弱く、体力が衰えている虚弱タイプの人には使用を
避ける。
甘草による副作用が起こることがある。

■併用禁忌
特になし

■処方
医療用　ツムラ　オースギ
一般用　ツムラ　JPS

配合の生薬

黄芩(おうごん)…解熱・止瀉作用

黄連(おうれん)、枳実(きじつ)…健胃作用

山梔子(さんしし)…清熱作用

桔梗(ききょう)…排膿作用

甘草(かんぞう)…抗炎症作用

川芎(せんきゅう)…補血・鎮痛作用

防風(ぼうふう)、荊芥(けいがい)、白芷(びゃくし)…鎮痛作用

連翹(れんぎょう)…消炎・利水作用

薄荷(はっか)…健胃・駆風作用

漢方薬の蘊蓄(うんちく) － 清上防風湯(せいじょうぼうふうとう) －

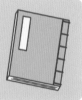

　清上(顔や上半身にたまった熱を冷ます)作用があるとされる漢方薬。漢方医学で
は顔に熱が滞ると皮膚が赤くなり、脂性肌となり化膿して肌荒れが起きるとされて
いる。思春期のにきびができやすい体質の人に適した処方薬。皮膚科でもよく用い
られている。

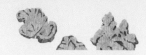
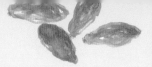

紫雲膏・中黄膏 （しうんこう・ちゅうおうこう）

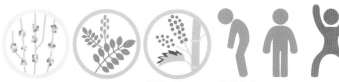

服用に適している体質(証)：虚弱　中等度　充実

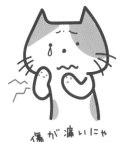

傷が痛いにゃ

期待される作用

鎮痛・消炎作用でケガによる炎症や痛みを和らげる。
保湿作用や傷の治りを早くする効果で、あかぎれやしも
やけ、打撲などに用いる。

■こんな症状のときに
〈紫雲膏〉やけど・ひび・あかぎれ・しもやけ
〈中黄膏〉はれものの初期、打ち身、ねんざ

■注意点
傷口がとても広い場合や、膿が出ている場合には用いない。
その場合は、必ず医療機関への受診勧奨を。

■併用禁忌
特になし

■処方

<紫雲膏>
医療用	ツムラ
一般用	クラシエ薬品　オースギ

<中黄膏>
医療用	なし
一般用	その他

配合の生薬

<紫雲膏>
当帰（とうき）…鎮痛作用
紫根（しこん）…消炎作用
蜜蝋（みつろう）、胡麻油（ごまあぶら）、豚脂（とんし）…基材

<中黄膏>
黄柏（おうばく）…消炎作用
鬱金（うこん）…鎮痛作用
蜜蝋（みつろう）、胡麻油（ごまあぶら）…基材

漢方薬の蘊蓄（うんちく）－紫雲膏（しうんこう）・中黄膏（ちゅうおうこう）－

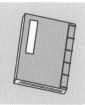

　江戸時代の漢方医、華岡青洲（はなおかせいしゅう）が創り出した塗り薬の漢方薬。[紫雲膏]は幅広い肌
トラブルに使用されており、[中黄膏]は痛みを和らげる作用が強く、ねんざや打ち
身の初期にも効果がある。紫雲膏の色は"紫根"の赤色で、中黄膏の色は"黄檗"の黄
色である。

11 滋養強壮

術後障害の症状

　病気の回復後や手術後は、気力・体力が低下する傾向にあります。とくに、がんの治療で放射線治療や化学療法が行われると、身体的にも精神的にもひどく衰弱した状態となり、倦怠感を覚えたり、患部の痛みや違和感を覚えたりなど、さまざまな症状を呈することがあります。また、薬の副作用によって、体力虚弱となることもあります。

　一人ひとりの症状は異なりますが、東洋医学の基本的な考え方である**気・血・水のバランスをととのえることで体力を回復させていきます。**

【術後障害の図】

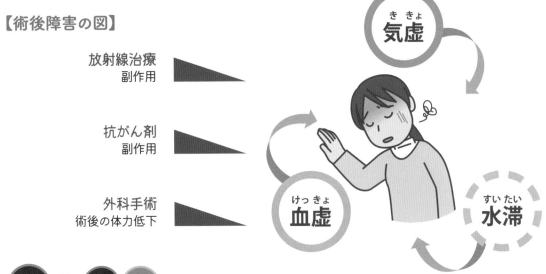

放射線治療
副作用

抗がん剤
副作用

外科手術
術後の体力低下

き きょ
気虚

けっきょ
血虚

すい たい
水滞

知っトク かんぽう！

副作用の改善
　がんの治療薬や放射線治療の強い副作用により**気・血**が不足して、免疫力の低下、全身の倦怠感、貧血、食欲不振、手足の冷えなどの不調があらわれるといわれます。
　これら西洋医学の療法の副作用を改善するのに、漢方薬が利用されています。

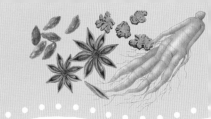

術後の体力回復のための漢方薬

術後は免疫が低下して体力虚弱となっていますので、免疫力を回復させるために、気と血を補うことが大切です。これらを補うためのお薬を処方します。

●術後の体力回復のための漢方薬チャート

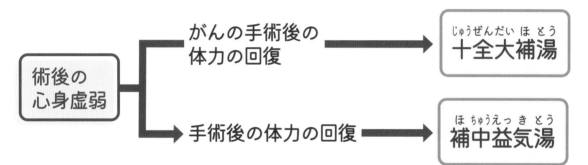

術後の
心身虚弱

がんの手術後の
体力の回復 → じゅうぜんだい ほ とう
十全大補湯

手術後の体力の回復 → ほ ちゅうえっ き とう
補中益気湯

知っトク かんぽう！

がんの治療後の貧血には

　手術後の体力回復には、おもに十全大補湯と補中益気湯が使われます。

　どちらの漢方薬も、全身の倦怠感や食欲不振を伴い、体力が極端に低下している場合に、胃腸の消化吸収機能を補い、虚弱体質の改善を目的に用いられます。

　十全大補湯は、補血・補気作用があり、がんの治療後の副作用がある場合や体力虚弱で貧血がある場合などに、**全身状態の回復と体力をつけるために**利用されています。補中益気湯は、補気作用があり、手術後の体力回復のためや、気力・体力が低下して**心身虚弱な人の食欲増進のために**用いられます。

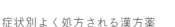

十全大補湯 （じゅうぜんだいほとう）

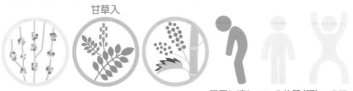

甘草入

服用に適している体質(証)：虚弱

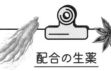

体力が戻らないにゃ

期待される作用

健胃作用、補血作用により食欲増進を促し、体力回復を改善。

■こんな症状のときに
がんで免疫力が低下し、体に負担のかかる治療を行う人にもよく使用される。

■注意点
気や血を補う漢方薬のため、体力が充実した人には用いない。
甘草による副作用が起こることがある。

■併用禁忌
特になし

■処方

| 医療用 | ツムラ　クラシエ薬品　コタロー |
| 一般用 | ツムラ　クラシエ薬品 |

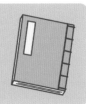

配合の生薬

人参（にんじん）…健胃・強壮作用
甘草（かんぞう）…抗炎症作用
桂皮（けいひ）…発汗促進作用
地黄（じおう）…補血作用
当帰（とうき）、川芎（せんきゅう）
　…補血・鎮痛作用
芍薬（しゃくやく）…血管拡張作用
黄耆（おうぎ）、白朮（びゃくじゅつ）(蒼朮（そうじゅつ）)、茯苓（ぶくりょう）
　…利水作用

漢方薬の蘊蓄（うんちく）－十全大補湯（じゅうぜんだいほとう）－

　十全大補湯は気と血を補う気血双補剤としてのはたらきをもっている。同じようなはたらきをもつものに補中益気湯があり、どちらも体力を回復させることを目的に使用されるが、十全大補湯はとくに貧血を伴うような高齢者やがんのある場合に使用されることが多い。

補中益気湯 （ほちゅうえっきとう）

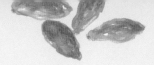

甘草入

   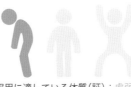

服用に適している体質（証）：虚弱

期待される作用

健胃作用、補血作用により食欲増進を促し、体力回復を改善。

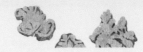
体力が戻らないにゃ

■こんな症状のときに
病気や手術後で気力・体力が落ちて心身虚弱な人で、食欲が出ず体力が戻らない場合。
疲労倦怠が続いている場合。

■注意点
気や血を補う漢方薬のため、体力が充実した人には用いない。
甘草による副作用が起こることがある。

■併用禁忌
特になし

■処方

医療用	ツムラ　クラシエ薬品　コタロー
一般用	ツムラ　クラシエ薬品　ロート

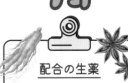

配合の生薬

人参、大棗…強壮作用
（にんじん、たいそう）
甘草…抗炎症作用
（かんぞう）
黄耆、白朮（蒼朮）
（おうぎ、びゃくじゅつ、そうじゅつ）
　…利水作用
当帰…補血・鎮痛作用
（とうき）
柴胡…解熱・鎮痛作用
（さいこ）
陳皮…健胃作用
（ちんぴ）
生姜…血行促進作用
（しょうきょう）
升麻…解毒作用
（しょうま）

漢方薬の蘊蓄 －補中益気湯－
（うんちく）（ほちゅうえっきとう）

　補中益気湯は気を補う補気剤としてのはたらきをもっている。体力を回復させることを目的に使用されるのは、十全大補湯と同じであるが、補中益気湯は術後などで免疫力が低下している場合などに使われることが多い。

パッケージ一覧 本書に掲載されている漢方処方のおもなパッケージを紹介します。

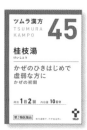

桂枝湯（→ p.68）

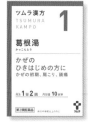

葛根湯（→ p.69）

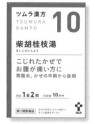

柴胡桂枝湯
（→ p.72）

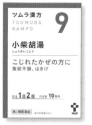

小柴胡湯（→ p.73）

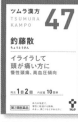

釣藤散（→ p.79）

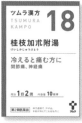

桂枝加朮附湯
（→ p.83）

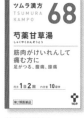

芍薬甘草湯
（→ p.87）

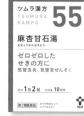

麻杏甘石湯
（→ p.93）

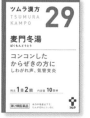

麦門冬湯（→ p.96）

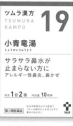

小青竜湯（→ p.102）

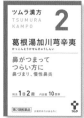

葛根湯加川芎辛夷
（→ p.103）

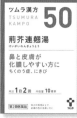

荊芥連翹湯
（→ p.104）

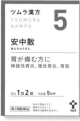

安中散（→ p.110）

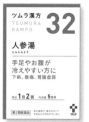

人参湯（→ p.112）

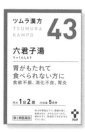

六君子湯（→ p.113）

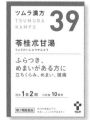

苓桂朮甘湯
（→ p.120）

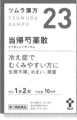

当帰芍薬散
（→ p.128）

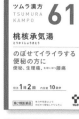

桃核承気湯
（→ p.131）

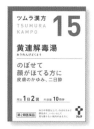

黄連解毒湯
（→ p.132）

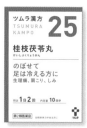

桂枝茯苓丸
（→ p.133）

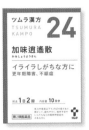

加味逍遙散
（→ p.134）

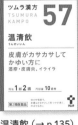

温清飲（→ p.135）

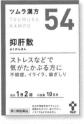

抑肝散（→ p.142）

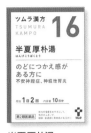

半夏厚朴湯
（→ p.143）

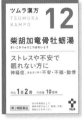

柴胡加竜骨牡蛎湯
（→ p.145）

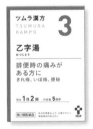

桂枝加竜骨牡蛎湯
（→ p.146）

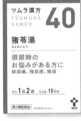

小建中湯（→ p.149）

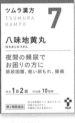

防已黄耆湯
（→ p.152）

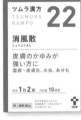

防風通聖散
（→ p.153）

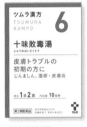

大柴胡湯（→ p.154）

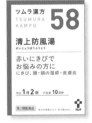

乙字湯 （→ p.160）

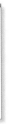
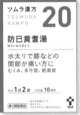

猪苓湯 （→ p.162）

八味地黄丸
（→ p.164）

消風散 （→ p.172）

十味敗毒湯
（→ p.174）

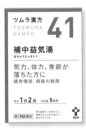

清上防風湯
（→ p.176）

補中益気湯
（→ p.181）

■**株式会社ツムラ**

　1893 年に津村順天堂として日本橋に創業。その後、津村研究所と薬用植物園の創設により生薬および漢方製剤の研究を進め、日本の漢方薬のトップメーカーとして業界をけん引。1976 年には、医療用漢方製剤 33 処方が薬価基準に収載され、創業以来の悲願である「漢方の復権」が現実のものとなる。一般用漢方製剤はツムラ OTC 漢方として漢方の魅力を伝えている。1988 年株式会社ツムラに社名変更。

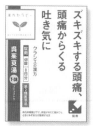
ズキズキする頭痛、頭痛からくる吐き気に

呉茱萸湯（→ p.78）

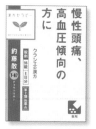
慢性頭痛、高血圧傾向の方に

釣藤散（→ p.79）

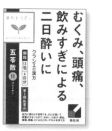
むくみ、頭痛、飲みすぎによる二日酔いに

五苓散（→ p.80）

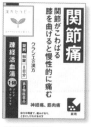
関節がこわばる膝を曲げると慢性的に痛む

疎経活血湯（→ p.84）

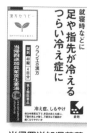
就寝時などに足や指先が冷えるつらい冷え症に

当帰四逆加呉茱萸生姜湯（→ p.86）

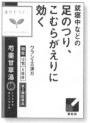
就寝中などの足のつり、こむらがえりに効く

芍薬甘草湯（→ p.87）

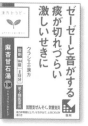
ゼーゼーと音がする痰が切れづらい激しいせきに

麻杏甘石湯（→ p.93）

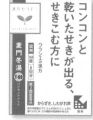
コンコンと乾いたせきが出る、せきこむ方に

麦門冬湯（→ p.96）

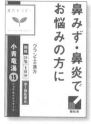
鼻みず・鼻炎でお悩みの方に

小青竜湯（→ p.102）

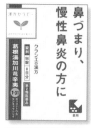
鼻づまり、慢性鼻炎の方に

葛根湯加川芎辛夷（→ p.103）

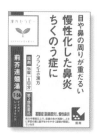
目や鼻の周りが重だるい慢性化したちくのう症に

荊芥連翹湯（→ p.104）

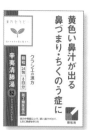
黄色い鼻汁が出る鼻づまり・ちくのう症に

辛夷清肺湯（→ p.105）

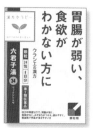
胃腸が弱い、食欲がわからない方に

六君子湯（→ p.113）

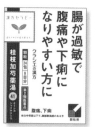
腸が過敏で腹痛や下痢になりやすい方に

桂枝加芍薬湯（→ p.114）

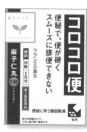
便秘で、便が硬くて排便できない

麻子仁丸（→ p.115）

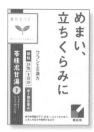
めまい、立ちくらみに

苓桂朮甘湯（→ p.120）

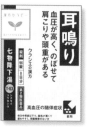
血圧が高く、のぼせて肩こりや頭重がある

七物降下湯（→ p.121）

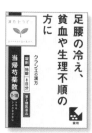
足腰の冷え、貧血や生理不順の方に

当帰芍薬散（→ p.128）

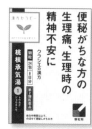
便秘がちな方の生理痛、生理時の精神不安に

桃核承気湯（→ p.131）

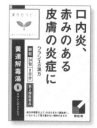
口内炎、赤みのある皮膚の炎症に

黄連解毒湯（→ p.132）

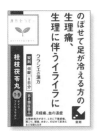

桂枝茯苓丸
（→ p.133）

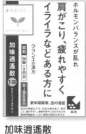

加味逍遙散
（→ p.134）

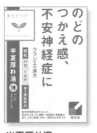

半夏厚朴湯
（→ p.143）

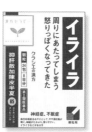

抑肝散加陳皮半夏
（→ p.144）

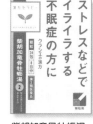

柴胡加竜骨牡蛎湯
（→ p.145）

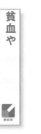

桂枝加竜骨牡蛎湯
（→ p.146）

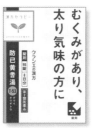

加味帰脾湯
（→ p.148）

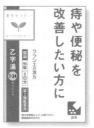

防已黄耆湯
（→ p.152）

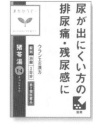

乙字湯 （→ p.160）

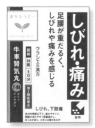

猪苓湯 （→ p.162）

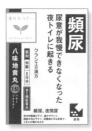

牛車腎気丸
（→ p.163）

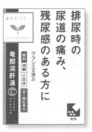

八味地黄丸
（→ p.164）

竜胆瀉肝湯
（→ p.166）

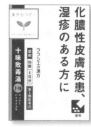

当帰飲子（→ p.173）

十味敗毒湯
（→ p.174）

補中益気湯
（→ p.181）

■クラシエ薬品株式会社

　1966年に山城製薬株式会社、1971年に中滝製薬株式会社の営業権を譲り受け、1972年にカネボウ薬品販売株式会社を設立、薬品事業に本格参入した。2007年にはクラシエ薬品株式会社に社名変更。漢方薬を中心に医療用医薬品から一般用医薬品まで幅広く提供し、一般用漢方薬市場ではトップシェア。特に「漢方セラピー」シリーズは、お客様のニーズに合わせた多様な処方をラインアップしている。

証別処方早見表

漢方処方薬は、体力が弱っていても服用できる薬なのか、効き目が強く体力が十分な場合のみ服用できるのかなど、服薬に適した人を体力を基準に虚弱・中等度・充実の3段階の証に分類しています。

虚弱	…体力が弱っている状態、とくに体温が低く胃腸が弱っている場合も指す

処方薬名称	掲載ページ	処方薬名称	掲載ページ
安中散 あんちゅうさん	p.110	七物降下湯 しちもつこうかとう	p.121
温経湯 うんけいとう	p.137	四物湯 しもつとう	p.129
加味帰脾湯 かみきひとう	p.148	芍薬甘草湯 しゃくやくかんぞうとう	p.87
加味逍遙散 かみしょうようさん	p.134	十全大補湯 じゅうぜんだいほとう	p.180
甘草湯 かんぞうとう	p.94	小建中湯 しょうけんちゅうとう	p.149
桔梗湯 ききょうとう	p.98	大黄甘草湯 だいおうかんぞうとう	p.116
芎帰膠艾湯 きゅうききょうがいとう	p.161	中黄膏 ちゅうおうこう	p.177
響声破笛丸 きょうせいはてきがん	p.100	猪苓湯 ちょれいとう	p.162
駆風解毒散（湯） くふうげどくさん（とう）	p.99	当帰飲子 とうきいんし	p.173
桂枝加芍薬湯 けいしかしゃくやくとう	p.114	当帰四逆加呉茱萸生姜湯 とうきしぎゃくかごしゅゆしょうきょうとう	p.86
桂枝加朮附湯 けいしかじゅつぶとう	p.83	当帰芍薬散 とうきしゃくやくさん	p.128
桂枝加竜骨牡蛎湯 けいしかりゅうこつぼれいとう	p.146	人参湯 にんじんとう	p.112
桂枝加苓朮附湯 けいしかりょうじゅつぶとう	p.81	麦門冬湯 ばくもんどうとう	p.96
桂枝湯 けいしとう	p.68	八味地黄丸 はちみじおうがん	p.164
香蘇散 こうそさん	p.71	防已黄耆湯 ぼういおうぎとう	p.152
牛車腎気丸 ごしゃじんきがん	p.163	補中益気湯 ほちゅうえっきとう	p.181
呉茱萸湯 ごしゅゆとう	p.78	麻子仁丸 ましにんがん	p.115
五苓散 ごれいさん	p.80	六君子湯 りっくんしとう	p.113
柴胡桂枝乾姜湯 さいこけいしかんきょうとう	p.130	苓桂朮甘湯 りょうけいじゅつかんとう	p.120
酸棗仁湯 さんそうにんとう	p.147	六味丸 ろくみがん	p.165
紫雲膏 しうんこう	p.177		

処方薬名称	掲載ページ	処方薬名称	掲載ページ
安中散 （あんちゅうさん）	p.110	柴胡桂枝乾姜湯 （さいこけいしかんきょうとう）	p.130
茵蔯蒿湯 （いんちんこうとう）	p.175	柴胡桂枝湯 （さいこけいしとう）	p.72
温清飲 （うんせいいん）	p.135	柴朴湯 （さいぼくとう）	p.97
黄連解毒湯 （おうれんげどくとう）	p.132	三黄瀉心湯 （さんおうしゃしんとう）	p.122
乙字湯 （おつじとう）	p.160	酸棗仁湯 （さんそうにんとう）	p.147
葛根湯 （かっこんとう）	p.69	紫雲膏 （しうんこう）	p.177
葛根湯加川芎辛夷 （かっこんとうかせんきゅうしんい）	p.103	七物降下湯 （しちもつこうかとう）	p.121
加味帰脾湯 （かみきひとう）	p.148	芍薬甘草湯 （しゃくやくかんぞうとう）	p.87
加味逍遙散 （かみしょうようさん）	p.134	十味敗毒湯 （じゅうみはいどくとう）	p.174
甘草湯 （かんぞうとう）	p.94	小柴胡湯 （しょうさいことう）	p.73
桔梗湯 （ききょうとう）	p.98	小青竜湯 （しょうせいりゅうとう）	p.102
芎帰膠艾湯 （きゅうききょうがいとう）	p.161	消風散 （しょうふうさん）	p.172
響声破笛丸 （きょうせいはてきがん）	p.100	辛夷清肺湯 （しんいせいはいとう）	p.105
駆風解毒散（湯） （くふうげどくさん（とう））	p.99	神秘湯 （しんぴとう）	p.95
荊芥連翹湯 （けいがいれんぎょうとう）	p.104	清上防風湯 （せいじょうぼうふうとう）	p.176
桂枝加芍薬湯 （けいしかしゃくやくとう）	p.114	疎経活血湯 （そけいかっけつとう）	p.84
桂枝加竜骨牡蛎湯 （けいしかりゅうこつぼれいとう）	p.146	大黄甘草湯 （だいおうかんぞうとう）	p.116
桂枝茯苓丸 （けいしぶくりょうがん）	p.133	大黄牡丹皮湯 （だいおうぼたんぴとう）	p.117
五虎湯 （ごことう）	p.92	中黄膏 （ちゅうおうこう）	p.177
五積散 （ごしゃくさん）	p.136	釣藤散 （ちょうとうさん）	p.79
牛車腎気丸 （ごしゃじんきがん）	p.163	猪苓湯 （ちょれいとう）	p.162
呉茱萸湯 （ごしゅゆとう）	p.78	桃核承気湯 （とうかくじょうきとう）	p.131
五苓散 （ごれいさん）	p.80	当帰四逆加呉茱萸生姜湯 （とうきしぎゃくかごしゅゆしょうきょうとう）	p.86
柴胡加竜骨牡蛎湯 （さいこかりゅうこつぼれいとう）	p.145	麦門冬湯 （ばくもんどうとう）	p.96

処方薬名称	掲載ページ	処方薬名称	掲載ページ
八味地黄丸	p.164	薏苡仁湯	p.82
半夏厚朴湯	p.143	抑肝散	p.142
白虎加人参湯	p.101	抑肝散加陳皮半夏	p.144
平胃散	p.111	六君子湯	p.113
防已黄耆湯	p.152	苓桂朮甘湯	p.120
麻杏甘石湯	p.93	竜胆瀉肝湯	p.166
麻杏薏甘湯	p.85	六味丸	p.165
麻子仁丸	p.115		

充実
…体力が十分にある状態、とくに体温が高く胃腸が強い場合も指す

処方薬名称	掲載ページ	処方薬名称	掲載ページ
茵蔯蒿湯	p.175	消風散	p.172
黄連解毒湯	p.132	辛夷清肺湯	p.105
乙字湯	p.160	神秘湯	p.95
葛根湯	p.69	清上防風湯	p.176
葛根湯加川芎辛夷	p.103	大黄甘草湯	p.116
甘草湯	p.94	大黄牡丹皮湯	p.117
桔梗湯	p.98	大柴胡湯	p.154
響声破笛丸	p.100	中黄膏	p.177
駆風解毒散（湯）	p.99	猪苓湯	p.162
五虎湯	p.92	桃核承気湯	p.131
五苓散	p.80	白虎加人参湯	p.101
柴胡加竜骨牡蛎湯	p.145	防風通聖散	p.153
三黄瀉心湯	p.122	麻黄湯	p.70
紫雲膏	p.177	麻杏甘石湯	p.93
芍薬甘草湯	p.87	竜胆瀉肝湯	p.166

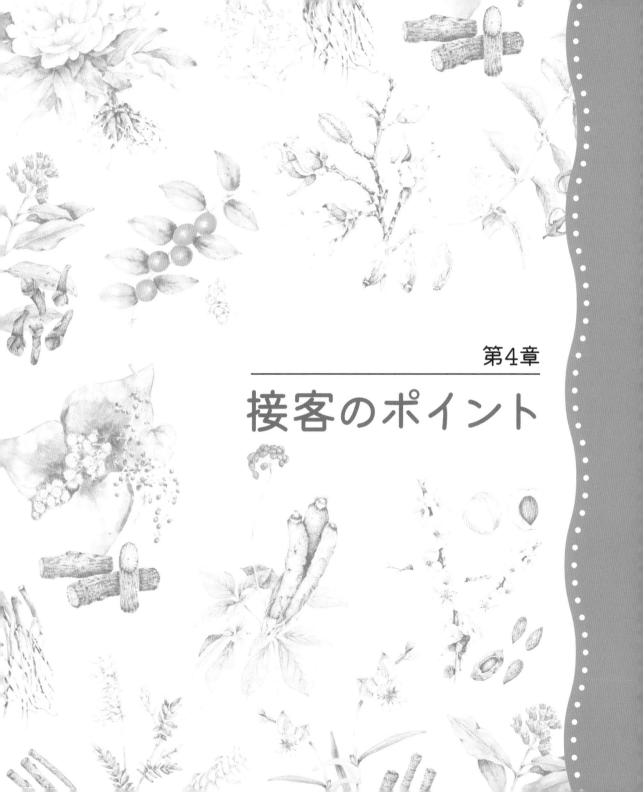

第4章

接客のポイント

1 接客の基本を知っておく

■ お客様が相談しやすい雰囲気をつくる

　登録販売者の仕事では**接客**が必要になりますが、苦手としている人も多いかもしれません。予備知識がないままでお客様の前に出て、いきなり満点の接客ができる人はほとんどいないと思います。まずは基本的な接客方法を知っておきましょう。

　接客をする際に一番心がけたいのは、**お客様が相談したいと思ったときに声をかけやすい雰囲気をつくっておく**ということです。自分ではできているつもりでも、意外にできていないことが多いものです。接客は**自分がお客様だったらどんな人に接客してもらいたいと思うか?**をイメージするとよいでしょう。

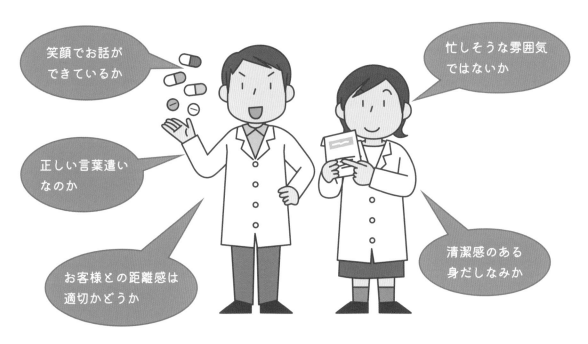

笑顔でお話が
できているか

忙しそうな雰囲気
ではないか

正しい言葉遣い
なのか

清潔感のある
身だしなみか

お客様との距離感は
適切かどうか

　まずは、このようなポイントに気を配って店頭に出てみましょう。登録販売者は、**知識をもった有資格者であると同時に、サービス業の店舗スタッフの一人**でもあるのです。スタッフとして、声をかけやすく話しやすい雰囲気づくりから始めましょう。

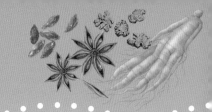

■ お客様の話をよく聞く

　接客をするうえで一番大切なポイントは、**聞き上手になる**こと。お客様が何を求めているかを知るためには、まずはお客様の話をしっかり聞くことが必要です。

　カウンセリングなどにおけるコミュニケーション技法に**傾聴**というものがあります。傾聴とは、相手の話をただ単に聞くだけでなく、話し方や表情、姿勢、仕草といった言葉以外の部分にも注意を払うことで、相手を深く理解することです。お客様の相談を聞きながら、**何に困っていて、何に不安や疑問を感じているかを知る**ことが大切です。

　薬の勉強をして商品の知識を身につけると、お客様の話の途中で何となく適切な医薬品が何であるか

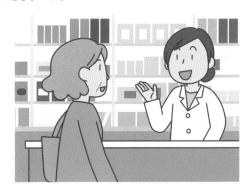

がわかってきて、ついお客様の話を遮ってしまうことがあります。しかし、お客様が求めている情報は自分が伝えた情報だけとは限りません。服用してからどのくらいで効果が出るかを知りたい方もいれば、副作用が心配な方、一番安いお薬が知りたい方などその需要は十人十色です。接客のうえで最も大切なことは**相手を知ること**なのです。

■ 共感的・肯定的な態度を身につける

　相談しやすい雰囲気をつくり傾聴を心がけることで、お客様の気持ちに寄り添う力が身についてきます。こうした**共感的・肯定的な態度**を自分の中でしっかりとイメージしてお客様に接することができれば、お客様から信頼される大きな武器になります。この共感力は、商品の場所をご案内したり、お客様とコミュニケーションを取ったりするきっかけにもなるでしょう。

　さらに、より深いやりとりができるようになるので、おのずとお客様の求めるものがわかるようになります。接客に共感的・肯定的な態度を取り入れることは、**お客様の心をつかみサービス向上・リピート率向上**にもつながります。

　何かを相談された際には「本当にそうですよね」「とてもわかります」「それはおつらいですよね」といった言葉を使って、よりよいコミュニケーションを取りましょう。

2 情報収集はお客様との会話から

■ 情報を上手に聞き出す

　接客の方法は、状況によって不要な項目があったり、順番が入れ替わったりすることもあります。臨機応変に、お客様一人ひとりに合った接客を心がけてください。

　漢方薬に限らず、医薬品の販売をする際に大切なことは**お客様からの情報収集**です。たとえば、「かぜに使う漢方薬」を選ぶにしても、**年齢、性別、妊娠の有無、症状、剤形のタイプ**……など選択肢は膨大にあります。その中から、お客様に合った適正な商品を選ぶためには基本情報の聞き取りをします。確認すべきポイントを順番にみていきましょう。

● **確認項目１：医薬品の使用者**について

　必ずしも来店された方＝医薬品を使用する本人であるとはかぎりません。まずは、医薬品を使用するのは誰なのか、などの基本情報を確認する必要があります。

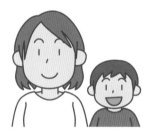

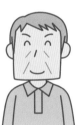

- ☑ 誰が使用するか
- ☑ 年齢
- ☑ 性別
- ☑ 妊娠の有無
- ☑ 授乳の有無

年齢や妊娠の有無などはデリケートな問題ですので、聞くときは**言葉選びには配慮が必要**です。「恐れ入りますが…」「お薬をご紹介するにあたり必要なのでお聞きいたします…」など、前置きをすることでトラブルを回避することができます。

● **確認項目２：症状**について

　次に、どんな症状が出ているのかを聞き取ります。たとえば、かぜのように同時に複数の症状が出ている場合には、**いま最もつらい症状を最初に**聞きます。最もつらい症状を緩和することでお客様は安心でき、この薬でよかったと感じてもらうことができます。**痛み**が症状の場合、その**頻度**や**痛みの性質**（ズキズキ痛む、さしこむように痛む、など）も薬の選択のヒントとなります。

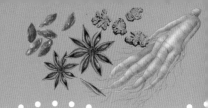

● **確認項目3：証について**

　漢方医学では**証の鑑別**が大切です。その人の証が何であるかによって、同じ症状であっても、選ぶべき漢方が異なります。証を判断するうえで次のような情報を聞き取ります。

　　☑**冷えや寒さなどを感じているのか、ほてりがあるのか暑がりなのか**
　　☑**体力があるのか、体力が低下しているのか**
　　☑**かぜの場合にはかかったばかりなのか、こじらせて長引いているのか**

● **確認項目4：併用薬について**

　医薬品の中には、併用することによって副作用が増強する恐れのある薬があります。中にはリスクがとても高いため**禁忌**という絶対に併用を避けるべき飲み合わせもあります。

　また、すでに現在の症状に対して他の薬を使用している場合があります。

　こうした併用薬や薬の重複を避けるために**現在常用しているお薬はないか、すでに何かお薬を飲んだかどうか**を確認します。医薬品は使い方を間違えると、お客様の健康を害することがあります。

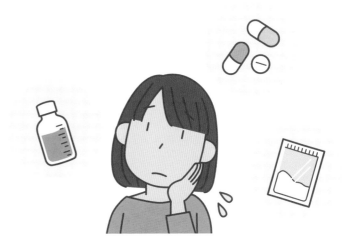

● **確認項目5：アレルギー・副作用**

　アレルギーや副作用の確認も大切です。市販されている漢方薬の中には、商品名で売られていて、**必ずしも漢方薬の処方名でないもの**があります。「○○○という商品で副作用が出たことがあって……」と聞き取った際には、必ずその商品が**漢方薬ではないかと考えて確認する癖**をつけておきましょう。

3 漢方薬に興味のあるお客様へのアドバイス

■ なぜ漢方薬に興味をもつのか

　登録販売者になると、一般の薬だけではなく、漢方薬に興味のある方に対してアドバイスをする機会があります。なぜお客様が一般薬ではなく、漢方薬に興味があるかを考えてみましょう。おそらく、からだのどこかに何らかの**不調を感じていて**、でも**病院に行くほどではなく**、一般の薬だと**からだへの負担が大きいような気がする**……という人が多いと思います。そのような、漢方薬＝からだにやさしいというイメージで漢方薬に興味をもつ方に対して、漢方薬の正しい知識や服用の方法を伝えることが大切です。

■ 飲み忘れを防止する

　漢方薬には即効性のあるお薬は少なく、**中長期的に服用していく**ことで徐々に効果があらわれて体質の改善につなげていくという性質をもったものが多い医薬品です。とはいえ、効果があらわれるまでの期間は人それぞれです。早ければ翌日〜2、3日ほどで効果を実感する人もいます。

　証に合った漢方薬は3〜6か月継続して服用することで体質改善が期待でき、病気の予防にもつながります。特に、飲みはじめの1か月目は重要ですが、毎日の服薬習慣がなく**飲み忘れをしてしまう人**もたくさんいます。せっかくお客様に合った処方だったのに、飲み忘れによる効果不十分で途中で服用をやめてしまうことのないように、しっかりアドバイスしましょう。

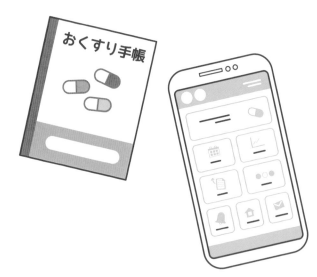

　最近では、スマートフォンの中に**服薬管理アプリ**が備え付けられているものがあります。アプリによる通知で、飲み忘れを防ぐことができます。こうした飲み忘れを防ぐための便利なツールを紹介することも必要です。

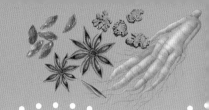

■ 薬の飲みづらさを緩和する

　服用が継続できない理由の一つに、味が自分に合わなくて、飲むのがつらくなってしまうということがあります。漢方薬の考え方には「良薬口に苦し」ではなく「**良薬口に甘し**」があります。その人の**からだに合っている漢方薬は、おいしく飲みやすく感じ**、逆に、合っていない漢方薬は、飲みづらく感じるということを意味します。このような点も、その人にあった漢方薬かどうかを判断するための手がかりの一つになります。

　しかし、漢方薬に配合されている生薬の成分によっては、どうしても苦みや甘味などが強いものもあります。その場合、オブラートや服薬ゼリーといった**漢方特有の味を緩和する商品**をお勧めします。味が克服できれば、服薬を続けることができるという人は、たくさんいます。

　また、薬の形状で飲みづらさを訴える人には別の剤形を提案することも考えられます。

剤　形	特　徴
錠剤 カプセルタイプ	味を感じにくく薬に慣れている人は飲みやすいが、その分錠数をたくさん飲む必要があることが多い。体力が落ちてむせやすい人には不向き
顆粒 粉タイプ	乳糖などと混合してあり飲みやすくなっているが、粉薬自体が苦手な人には不向き
煎じ薬タイプ	水やお湯に溶かす（煎じる）ためサラサラと飲みやすいが、味を直接的に感じる

■ 受診勧奨の注意点

　最後に**トリアージ**について説明します。トリアージとは薬を販売するためではなく、店頭で**対応可能な症状なのかを判断する**ために行うものです。もし、漢方薬では対応が難しいと感じた場合には**医療機関での受診**を促します。これを「受診勧奨」といいます。

　受診勧奨で注意しなければならないのは、受診勧奨は**診断ではなく**、あくまで**判断**です。診断は法律で医師にしか認められていませんので、たとえば「"がん"の疑いがあるかもしれないので、すぐに受診してください」というように、**決して病名を口にしてはいけません**。「店頭でのお薬では対応が難しいかもしれないので、医療機関での受診をお勧めします」というように、受診勧奨にあたっては「なぜ店頭で対応できないのか」「なぜ医療機関への受診が必要なのか」をお客様にきちんと伝えることが大切です。

索引

安神	あんじん	19			
胃	い	16			
胃陽虚	いようきょ	106			
陰虚	いんきょ	25			
陰陽	いんよう	12	14		
運化作用	うんかさよう	20			
瘀血	おけつ	24			
温裏	おんり	20			
火	か	13	15	16	
肝	かん	15	16	18	
肝気鬱結	かんきうっけつ	18	125		
肝血	かんけつ	18			
肝血虚	かんけっきょ	18			
寒邪	かんじゃ	64			
寒証	かんしょう	26			
漢方	かんぽう	10			
気	き	11	17		
気逆	きぎゃく	139			
気虚	ききょ	23	138		
気滞	きたい	23	138		
金	きん	13	15		
血	けつ	11	17		
血虚	けっきょ	24			
解表	げひょう	67			
五行	ごぎょう	13	14		
五臓	ごぞう	15	16		
三焦	さんしょう	16			
湿邪	しつじゃ	64			
粛降作用	しゅくこうさよう	21			
主水作用	しゅすいさよう	22			
証	しょう	26			
昇清作用	しょうせいさよう	20			
小腸	しょうちょう	16			
食滞	しょくたい	106			
食毒	しょくどく	151			
暑邪	しょじゃ	64			
心	しん	15	16	19	
腎	じん	15	16	22
心火上炎	しんかじょうえん	19		
腎虚	じんきょ	22		
心血虚	しんけっきょ	19		
水	すい	11	13	15	17
水毒	すいどく	25	150	
西洋医学	せいよういがく	11		
宣散作用	せんさんさよう	21		
蔵血作用	ぞうけつさよう	18		
燥邪	そうじゃ	64		
蔵精作用	ぞうせいさよう	22		
疎肝	そかん	18		
疏泄作用	そせつさよう	18		
大腸	だいちょう	16		
胆	たん	16		
中医	ちゅうい	10		
天気痛	てんきつう	74		
土	ど	13	15	
東洋医学	とうよういがく	11		
熱邪	ねつじゃ	64		
熱証	ねっしょう	26		
納気作用	のうきさよう	22		
肺	はい	15	16	21
バランス	ばらんす	12		
脾	ひ	15	16	20
脾肺気虚	ひはいききょ	21		
表証	ひょうしょう	26	67	
風寒犯肺	ふうかんはんはい	21		
風邪	ふうじゃ	64		
膀胱	ぼうこう	16		
補気建碑	ほきけんぴ	20		
補血	ほけつ	18		
補血清熱	ほけつせいねつ	19		
木	もく	13	15	
六淫	りくいん	64		
裏証	りしょう	26	67	
六腑	ろっぷ	16	17	

漢方薬索引

安中散	あんちゅうさん	110			芍薬甘草湯	しゃくやくかんぞうとう	87	24	
茵蔯蒿湯	いんちんこうとう	175			十全大補湯	じゅうぜんだいほとう	180		
温経湯	うんけいとう	137	24		十味敗毒湯	じゅうみはいどくとう	174		
温清飲	うんせいいん	135	19	24	小建中湯	しょうけんちゅうとう	149		
黄連解毒湯	おうれんげどくとう	132			小柴胡湯	しょうさいことう	73		
乙字湯	おつじとう	160			小青竜湯	しょうせいりゅうとう	102		
葛根湯	かっこんとう	69			消風散	しょうふうさん	172		
葛根湯加川芎辛夷	かっこんとうかせんきゅうしんい	103			辛夷清肺湯	しんいせいはいとう	105		
加味帰脾湯	かみきひとう	148	19	23	神秘湯	しんぴとう	95		
加味逍遙散	かみしょうようさん	134	18	23	清上防風湯	せいじょうぼうふうとう	176		
甘草湯	かんぞうとう	94			疎経活血湯	そけいかっけつとう	84		
桔梗湯	ききょうとう	98			大黄甘草湯	だいおうかんぞうとう	116		
芎帰膠艾湯	きゅうききょうがいとう	161			大黄牡丹皮湯	だいおうぼたんぴとう	117		
響声破笛丸	きょうせいはてきがん	100			大柴胡湯	だいさいことう	154		
駆風解毒散(湯)	くふうげどくさん(とう)	99			中黄膏	ちゅうおうこう	177		
荊芥連翹湯	けいがいれんぎょうとう	104			釣藤散	ちょうとうさん	79		
桂枝加芍薬湯	けいしかしゃくやくとう	114			猪苓湯	ちょれいとう	162		
桂枝加朮附湯	けいしかじゅつぶとう	83			桃核承気湯	とうかくじょうきとう	131	24	
桂枝加竜骨牡蛎湯	けいしかりゅうこつぼれいとう	146			当帰飲子	とうきいんし	173	24	
桂枝加苓朮附湯	けいしかりょうじゅつぶとう	81			当帰四逆加呉茱萸生姜湯	とうきしぎゃくかごしゅゆしょうきょうとう	86		
桂枝湯	けいしとう	68			当帰芍薬散	とうきしゃくやくさん	128	25	
桂枝茯苓丸	けいしぶくりょうがん	133	24	155	人参湯	にんじんとう	112	20	
香蘇散	こうそさん	71			麦門冬湯	ばくもんどうとう	96	25	
五虎湯	ごことう	92			八味地黄丸	はちみじおうがん	164	22	
五積散	ごしゃくさん	136			半夏厚朴湯	はんげこうぼくとう	143	23	
牛車腎気丸	ごしゃじんきがん	163			白虎加人参湯	びゃっこかにんじんとう	101		
呉茱萸湯	ごしゅゆとう	78			平胃散	へいいさん	111		
五苓散	ごれいさん	80	25		防已黄耆湯	ぼういおうぎとう	152	25	155
柴胡加竜骨牡蛎湯	さいこかりゅうこつぼれいとう	145	19		防風通聖散	ぼうふうつうしょうさん	153	155	
柴胡桂枝乾姜湯	さいこけいしかんきょうとう	130	23		補中益気湯	ほちゅうえっきとう	181	20	23
柴胡桂枝湯	さいこけいしとう	72			麻黄湯	まおうとう	70		
柴朴湯	さいぼくとう	97	21		麻杏甘石湯	まきょうかんせきとう	93	21	
三黄瀉心湯	さんおうしゃしんとう	122			麻杏薏甘湯	まきょうよくかんとう	85		
酸棗仁湯	さんそうにんとう	147	19	24	麻子仁丸	ましにんがん	115		
紫雲膏	しうんこう	177			薏苡仁湯	よくいにんとう	82		
七物降下湯	しちもつこうかとう	121	18	24	抑肝散	よくかんさん	142		
四物湯	しもつとう	129	24		抑肝散加陳皮半夏	よくかんさんかちんぴはんげ	144	18	

| 六君子湯 | りっくんしとう | 113 | 20 | 23 | 苓桂朮甘湯 | りょうけいじゅつかんとう | 120 | 25 | |
| 竜胆瀉肝湯 | りゅうたんしゃかんとう | 166 | | | 六味丸 | ろくみがん | 165 | 22 | 25 |

生薬索引

赤芽柏	あかめがしわ	30		真珠	しんじゅ	45	
アロエ	あろえ	30		石蒜	せきさん	46	
延胡索	えんごさく	31		セネガ	せねが	47	
黄耆	おうぎ	31		川芎	せんきゅう	47	
黄芩	おうごん	32		蟾酥	せんそ	48	
黄柏	おうばく	32		センナ	せんな	48	
桜皮	おうひ	33		千振	せんぶり	49	
黄連	おうれん	33		蒼朮	そうじゅつ	49	
遠志	おんじ	34		大黄	だいおう	50	62
葛根	かっこん	34		丁子	ちょうじ	51	
鹿子草	かのこそう	35		釣藤鉤	ちょうとうこう	51	
甘草	かんぞう	35	36 62	陳皮	ちんぴ	52	
桔梗	ききょう	36		当帰	とうき	52	
杏仁	きょうにん	37		南天実	なんてんじつ	53	
荊芥	けいがい	37		人参	にんじん	53	
桂皮	けいひ	38		麦門冬	ばくもんどう	54	
香附子	こうぶし	38		半夏	はんげ	54	
柴胡	さいこ	39		白朮	びゃくじゅつ	55	
細辛	さいしん	39		茯苓	ぶくりょう	55	
サフラン	さふらん	40		附子	ぶし	56	
山査子	さんざし	40		防已	ぼうい	56	
酸棗仁	さんそうにん	41		防風	ぼうふう	57	
地黄	じおう	41		牡丹皮	ぼたんぴ	57	
芍薬	しゃくやく	42		牡蛎	ぼれい	58	
車前草	しゃぜんそう	42		薏苡仁	よくいにん	58	
生姜	しょうきょう	43		麻黄	まおう	59	62
升麻	しょうま	43		竜脳	りゅうのう	60	
地竜	じりゅう	44		連翹	れんぎょう	60	
辛夷	しんい	44		鹿茸	ろくじょう	61	
沈香	じんこう	45					

【参考文献】

- 株式会社ツムラ HP「製品情報」(2023 年 3 月 20 日)
- クラシエ薬品株式会社「漢・方・優・美」(2023 年 3 月 20 日)
- 厚生労働省 HP「第十八改正日本薬局方」2021 （2023 年 3 月 20 日）
- 厚生労働省 HP「登録販売者試験 試験問題作成に関する手引き（令和 4 年 3 月）」(2023 年 3 月 20 日)
- 国立医薬品食品衛生研究所生薬部 HP「漢方セルフメディケーション」(2023 年 3 月 20 日)
- 日本漢方生薬製剤協会 HP「一般用漢方処方の確認票」(2023 年 3 月 20 日)
- 伊藤 美千穂・北山 隆監修　原島 広至著『生薬単』2018 丸善雄松堂
- 川添 和義著『図解 漢方処方のトリセツ』2021 じほう
- 木下 武司著『歴代日本薬局方収載 生薬大事典』2015 ガイアブックス
- 木村 孟淳・酒井 英二・牧野 利明編『新訂生薬学』2018 南江堂
- 嶋田 豊監修「きょうの健康」番組制作班、主婦と生活社ライフ・プラス編集部『漢方薬事典』・2016 主婦と生活社
- 杉山 卓也著『現場で使える 薬剤師・登録販売者のための漢方相談便利帖 わかる！選べる！漢方薬 163』 2018 翔泳社
- 杉山 卓也著『現場で使える 薬剤師・登録販売者のための漢方相談便利帖　症状からチャートで選ぶ 漢方薬』2020　翔泳社
- 田中 耕一郎編著『生薬と漢方薬の事典』2020 日本文芸社
- 日本東洋医学会学術教育委員会編『学生のための漢方医学テキスト』2013 南江堂
- 日本薬学会編『薬学生・薬剤師のための知っておきたい生薬 100』2018 東京化学同人
- 平馬 直樹・浅川 要・辰巳 洋監修『基本としくみがよくわかる東洋医学の教科書』2022 ナツメ社
- 森 由雄編著『令和傷寒論』2021 源草社
- 横浜薬科大学漢方和漢約調査研究センター編 伊田 喜光・根本幸夫監修『漢方重要処方 60』2019 万来舎

※資料まとめ協力
- 生薬解説（第 2 章）…副田 渓
- 処方薬解説（第 3 章）…井上 大輝、副田 渓、村岡 祐菜
- 接客のポイント（第 4 章）…井上 大輝

【資料・画像提供】

熊本大学薬学部薬草園植物データベース
株式会社ツムラ　クラシエ薬品株式会社

● 監修

能勢　充彦（のせ　みつひこ）

名城大学薬学部教授。
名古屋市立大学大学院薬学研究科修了。薬学博士。
同大助手、同大学院薬学研究科講師を経て、2005年より
現職。生薬学、和漢医薬学の教育と研究に従事している。

● 生薬植物画

貝原　京子（かいはら　きょうこ）

ユザワヤ芸術学院講師（植物画）。
武蔵野美術短期大学卒業。デザイン会社勤務などを経て
2001年より現職。玉川学園植物画サークルを主宰するほ
か、個展・グループ展への出品も多数。著作：画集『野の花』
（1999年、新風舎）

● 生薬資料協力

熊本大学薬学部 薬用植物園

イラスト	● さややん。
本文デザイン	● 株式会社 千里
本文デザイン協力	● 有限会社 中央制作社
装丁	● 林 偉志夫
編集協力	● 株式会社 エディット
企画編集	● 株式会社 ユーキャン（大塚雅子）

ユーキャンの登録販売者お仕事マニュアル
生薬と処方がわかる漢方薬

2023年5月12日 初版 第1刷発行	監　修	能勢 充彦
	編　著	ユーキャン登録販売者実務研究会
	発行者	品川泰一
	発行所	株式会社 ユーキャン 学び出版
		〒151-0053
		東京都渋谷区代々木 1-11-1
		Tel 03-3378-2226
	発行元	株式会社 自由国民社
		〒171-0033
		東京都豊島区高田 3-10-11
		Tel 03-6233-0781（営業部）
	印刷・製本	シナノ書籍印刷 株式会社